Fritz Helmut Hemmerich

In den Tod geboren

Fritz Helmut Hemmerich

In den Tod geboren

Ein Weg für Eltern
und Helfer
bei
Fehlgeburt
Abbruch
Totgeburt

HYGIAS VERLAG

Fritz Helmut Hemmerich:
In den Tod geboren - Ein Weg für Eltern und Helfer bei Fehlgeburt, Abbruch, Totgeburt
1. Auflage, Westheim 2000
ISBN: 3-9806555-0-4
Umschlaggestaltung und Illustrationen vom Autor

URL: www.HYGIAS.de
email: kontakt@HYGIAS.de

Satz: Im Verlag mit Adobe InDesign®
Gesamtherstellung: Books On Demand GmbH

Inhaltsübersicht

Vorwort 7

Einführung 11

Kapitel 1

Vor dem Berühren: Bewusstwerden 31

Kapitel 2

Vor dem Lösen: Berühren 49

Kapitel 3

Lösen und Aufheben 61

Kapitel 4

Bleibt Etwas? Die Entscheidung 85

Kapitel 5

Sich Wiederfinden 101

Kapitel 6

Substanz schaffen. Wofür? 111

Kapitel 7

Ein Vorwurf: Ziele schöpfen 117

Ausblick 129

Anhang

Anmerkungen 139

Glossar 151

Literatur 155

Adressen 159

Vorwort

Während verschiedener Vorträge über dieses Thema fiel mir auf, dass, mehr noch als sonst bei anderen Themen, der Vortrag seinen *ganz eigenen Gang* nahm. Es schien mir dann so, als ob das Erlebte der Zuhörer und das Schicksal der Kinder, die so früh aus ihrem Erdenweg geschieden waren, mitwirkend und mitgestaltend anwesend wären.

Bei einem Vortrag kann ein solches Mitgestalten ja gut geschehen: denn der, der die Rede hält, kann »hören« in dem, was das Publikum »spricht«: Gesichtsausdrücke, Gebärden, Haltungen, Gemeinsamkeiten und Vereinzelungen der Hörer.

Wenn man schreibt, geht dies nicht.

Ich hoffe also sehr darauf, dass diejenigen, die dieses Buch lesen, in gleicher Weise ihre Geschichten »mitschreiben« beim Lesen wie die Hörer »mitsprachen« bei den Vorträgen. Für betroffene Eltern dürfte dies die Regel sein. Für die beruflichen Helfer aber stellt es doch erst einmal eine Zumutung dar, nicht etwas Wissbares geboten zu bekommen, sondern mit ihrem eigenen Mittun erst die Bedeutung des Inhalts zu bestimmen.

Fruchtbar wird dieses Buch in den *Händen* jener, die mit den Inhalten zu arbeiten und zu handeln beginnen, die ihnen in der Auseinandersetzung mit dem Geschilderten selbst zu eigenen Gewissheiten geworden sind.

Unfruchtbar bleibt es in den *Köpfen* derer, die eine neue Erkenntnis, eine weitere noch nicht gewusste Information erwarten.

Das elementare menschliche Grenzerlebnis des Verlustes eines mit uns verbundenen Kindes führt uns zu den Fragen der Grundbedingungen unseres Menschseins zurück.

Einführung

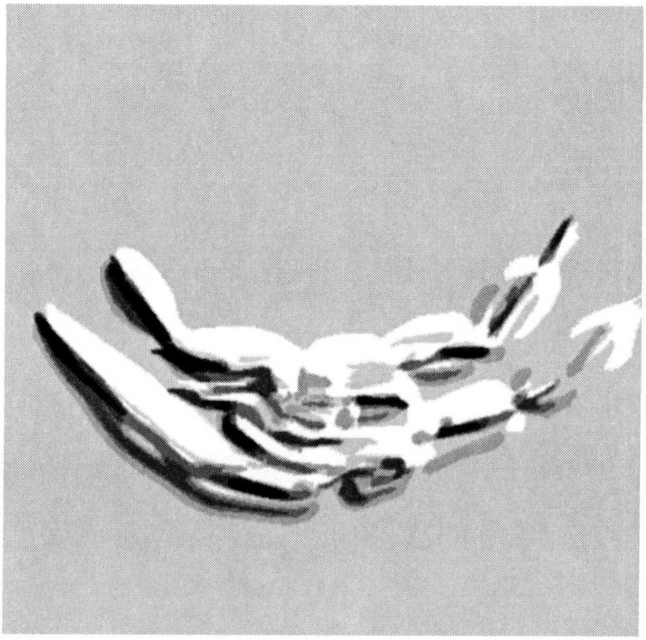

Einführung

»Skeptizismus ist nicht unwiderleglich, sondern offenbar unsinnig,
wenn er bezweifeln will, wo nicht gefragt werden kann.
Denn Zweifel kann nur bestehen, wo eine Frage besteht;
eine Frage nur, wo eine Antwort besteht,
und diese nur, wo etwas gesagt werden kann.«

Ludwig Wittgenstein

Für dieses Thema gibt es keinen Experten. Wer angesichts der Fragen, die Eltern sich stellen, wenn sie ein Kind verlieren, meint, er könne dazu außer den sachlichen Dingen etwas von Wert *wissen* und sagen, steht in der Gefahr, mehr zu schaden als zu nutzen, wenn dieses Wissen Grundlage seines Handelns wird.

Wohl kann man wissen, was man alles schon falsch gemacht hat, oft mit besten Absichten. Ungeahnt haben Worte, die - früher einmal bewährt - nunmehr gewohnheitsmäßig gesprochen wurden, in diesem sensiblen Kontext tiefen Schaden angerichtet. Ein unbedachter Gesichtsausdruck, ein Drängen auf rasche Entscheidung, ein unglückliches zu langes oder zu kurzes Verweilen bei den Eltern in ihrer Fassungslosigkeit, all dies hat sich eingeprägt und einen doch nicht klüger gemacht für das, was *jetzt*, in diesem einen Fall, getan werden kann. Höchstens vielleicht hat es die Sensibilität erhöht für das, was *gelassen* werden soll.

Diese Schrift möchte also nichts mitteilen, was als Rezept funktionieren wird. Vielmehr möchte ich die Leser einladen, im Dialog mit dem, was ich von meinem Weg erzähle, eine eigene Weise der Bewältigung oder eine eigenständige Art der Hilfe zu finden. Diese Erzählung kann in dem genannten Sinne Anregung zum eigenen Lernen sein. Was Eltern und Helfer gleichermaßen durchmachen können,

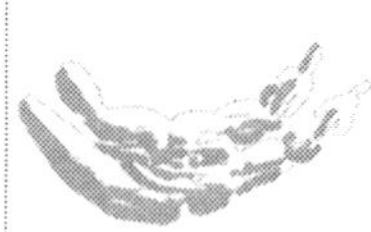

ist im besten Gelingen ein Entwicklungsschritt, aus dem sie, je und je in unterschiedlichem Ausmaß, als gereift und erneuert hervorgehen können.

Wenn Eltern aus der Trauerzeit als die hervorgehen, die sie zuvor waren, mit den gleichen Vorstellungen, Wünschen, Urteilen, dann war all ihr Leid umsonst, und das ohnehin schon tiefe Gefühl der Sinnlosigkeit wird noch um vieles verstärkt sein. Die Erfahrung zeigt uns Eltern, die scheinbar rasch »darüber hinweggekommen« sind und unterschwellig das Thema meiden, vielleicht eine erneute Schwangerschaft rigoros ausschließen, sich sogar selbst den bloßen Gedanken daran versagen. Sie zeigt uns andere Eltern, die nie über den Verlust hinwegkommen, sich trennen, erkranken in körperlicher oder seelischer Hinsicht. Sie zeigt uns Eltern, die eine nächste Schwangerschaft in größter Angst durchleben und ihren Kindern nie die Freiheit der Erkundung ihres Lebensraumes lassen können, weil sie sich in Sorge um sie verzehren.

Und schließlich haben wir Eltern kennengelernt, die nach Jahren und mit wissendem Ernst auf das Ereignis zurückschauen und die »Fäden« sehen, die dadurch für ihr Dasein geknüpft worden sind; die Helfer in sich selbst, in ihrer Partnerschaft, bei Freunden oder in den medizinischen Berufen gefunden haben und an dem Prozess wesentlich gereift sind; die mit und ohne ein weiteres Kind ein Stück ihres Weges zu ihrer eigenen Selbstbestimmung gegangen sind.

Wenn Freunde, Bekannte, Verwandte des Paares, die ihm helfen wollten, nach dieser Hilfe die gleichen geblieben sind, so können sie Eines sicher gewiss sein: dass sie zumindest nicht geholfen haben. Das Ereignis hat sie überrascht. Sie wollten helfen, ein gutes Wort sagen. Eingefallen ist ihnen doch nur, was sie bereits gehört haben, im schlimmsten Falle im Rollenschema der Abendunterhaltung, die solche Wechselfälle des Lebens in klischeehafter Weise ja auch verhandelt. Wenn mehr nicht da war, das einer geben konnte, dann ist leicht ein schales Gefühl der Leere zurückgeblieben. Wer das Glück hatte, wirklich helfen zu können und zu dürfen, wird sich danach selbst in anderer Weise im Leben stehend erleben.

Wenn die professionellen Helfer nicht an jedem einzelnen Fall eines solchen Geschehens etwas, und sei es noch so gering, von grundsätzlichem Wert dazulernen, dann haben sie vielleicht sachgerecht gehandelt. Doch begegnet sind sie den Eltern nicht. Das aber wollen viele Techniken ja gerade erreichen: dass man als Helfer aussenvor bleiben kann; dass man nicht Teilnehmer dieses Prozesses ist, sondern objektiver (das heißt entgegenstehender) Handelnder wird.

Gerade am Anfang der Berufstätigkeit, wo man ja alles andere als ein Anfänger sein (und erst recht nicht so erscheinen) will, neigen viele Helfer dazu, ihre Kenntnisse *tätig* unter Beweis zu stellen. Wenn einer gerade gelernt hat, dass die Begegnung der Eltern mit ihrem toten Kind von großer Bedeutung für den Lösungsprozess ist, dann kann es passieren, dass er ohne die Umstände zu beachten, Eltern dahingehend bedrängt, zum falschen Zeitpunkt, zu häufig, mit ungeeigneten (weil nur erlernten, aber nicht den eigenen) Worten. Andere bleiben gleichwohl lebenslang bei einer Methode und reifen nicht zu dem, das der Erfahrene im besten Falle werden kann: ein Anfänger, der möglichst viel Vermögen erworben hat, also möglichst viel vermag und es doch aushält, es nicht zu gebrauchen im Sinne eines darauf beruhenden eingreifenden Handelns.

Welches Bild des Menschen liegt dieser Arbeit zugrunde?

Das folgende Kapitel ist nicht leicht verständlich; grundsätzliche Gedanken über unser Menschsein berühren uns zwar tief. Aber sie werden heute nur selten gestellt, und wir sind nicht darin geübt, darüber zu kommunizieren. Es kann sich als fruchtbar erweisen, zu einem späteren Zeitpunkt der Lektüre noch einmal hierhin zurückzukehren. Vieles erst einmal theoretisch Scheinende bekommt durch die späteren praktischen Gesichtspunkte eine andere Tiefe und Nachvollziehbarkeit.

Obwohl aus der Perspektive eines Arztes geschrieben, behandelt diese Schrift das Thema nicht medizinisch. Denn die medizinische Wissenschaft beschäftigt sich in unserer Zeit mit den Themen ihres Faches nur, wenn sie ein Ergebnis allgemeiner Art erwartet, ein Resultat, das für einen bestimmten Fall, gleichgültig wen es betrifft, möglichst immer das gleiche und damit standardisierbar ist. Zur Lösung des Problems eines frühzeitig verstorbenen Kindes gibt es indes keine allgemein verbindliche Methode und erst recht keine für alle gültige Antwort.

Und insbesondere ist es nicht möglich, das zu erlangen, was heute nahezu Grundvoraussetzung medizinischen Handelns zu werden scheint: ein Standard oder ein genereller »Therapeutischer Pfad«, den es gilt, stets in der selben Weise zu beschreiten. Diese unterschwellige Übereinkunft macht die Medizin *berechenbar*, in gewissem Umfang sogar berechnend (indem zum Beispiel Kosten und Nutzen einer seelischen Begleitung abgewogen und zur Grundlage des Handelns gemacht werden). Sie wird damit auch dem gerecht, was sie selbst heute als Menschenbild voraussetzt: dass der Mensch nur das sei, was an Stoffen an ihm wahrnehmbar ist. Seele, Bewußtsein, Wille seien nur *Wirkungen* der Stoffe. Und alles ihn als Person

Bestimmende zerfiele vollständig mit seinem leiblichen Zerfall, wenn der Mensch stirbt. Aber obwohl die *Wissenschaft* ein solches Weltbild voraussetzt, wird der einzelne *Wissenschaftler* zum ebenso betroffenen Menschen, der um die Frage des Sinns ringt, wenn ihm und seiner Familie ein solches oder ähnliches Schicksal widerfährt.

Es ist an der Zeit, dass wissenschaftliche Überzeugungen, Überzeugungen überhaupt, nicht mehr (vom Katheter der Hochschule oder am Stammtisch, um zwei Extreme zu nennen) *verkündet* werden, sondern nur dann noch Anspruch auf ernsthafte Beachtung besitzen, wenn sie von denen auch *gelebt* werden, die sie behaupten.

In dieser Schrift wird ein anderes Verständnis des Menschen als das gängige wissenschaftliche zugrunde gelegt. Wie angeführt, legt der wissenschaftliche Mediziner in seinen privaten Belangen allerdings oft auch ein anderes Weltbild zugrunde als das, das als wesentlich am Menschen nur die Materie kennt. Man beobachte nur, wie auch strenge »Rationalisten« doch trauern, hoffen, ringen, Gewissen und Verantwortung pflegen, so als sei gerade *nicht* die Materie Anfang und Ende des eigenen Daseins. Das gilt nicht nur in der Medizin.

Das gilt in unserer Zeit für fast alle Wissenschaftsbereiche, sofern sie anerkannt sind: dass der Mensch, der eine Theorie verkündet, erst und vor allem einmal sich selbst vergißt als den, der die Theorie verkündet. Wie in dem Witz, wo der Sohn auf die Frage, ob der Mensch vom Affen abstamme, von seinem Vater die Antwort bekommt: »Du schon, aber ich nicht«.

Was anerkannte Wissenschaft heute verbindet, sind einige Grundbedingungen:

- Wissenschaftliche Erkenntnis ist ausschließlich Erkenntnis auf der Grundlage dessen, was mit den Sinnen erfasst werden kann.

- Das mit den Sinnen Erfasste muss gemessen, gewogen oder gezählt werden können.
- Die Erkenntnis muss von jedem beliebigen Untersucher wieder in der gleichen Weise als Ergebnis erzielt werden.
- Ihr Wissen kann als Inhalt, als Information, erlernt, erinnert und weitergegeben werden.

Im Griechischen gibt es für diese Erkenntnisart einen eigenen Begriff[1], der *Erkennen mit den Sinnen* bedeutet.

Aber die Griechen hatten einen zweiten Begriff für das Erkennen[2], das *Erkennen im oder durch das Handeln.*

Dies scheint heute vergessen zu sein, dass mit der Sinneserkenntnis nur *ein* Teil der Welt erfasst werden kann. Und dass eine Wissenschaft auf einem Auge blind ist, und damit die Perspektive[3] verliert, wenn das *Erkennen im Vollzug des Handelns* ihr fehlt.

Die Bedeutung beider Bereiche - Erkennen durch Messen und Erkennen im handelnden Vollzug - ist nicht in allen Bereichen gleich verteilt in der Wichtigkeit. Für die Analyse der Blutchemie braucht man überwiegend nur ersteres, für das hier behandelte Thema weitgehend nur letzteres.

Die *Erkenntnis im Handeln* ist gekennzeichnet durch:

- Was ich erkenne und als was ich etwas erkenne, hängt von mir und meinem Gewissen ab. Ich bin für *meine Sicht der Dinge verantwortlich.*
- Was ich erkenne, kann ich in der gewohnten Sprache nur näherungsweise erfassen; mit Begriffen der Qualität und des Prozesses (Verben = Tätigkeitswörter) komme ich weiter als mit Begriffen der Quantität und des systematischen Einordnens (Substantive = Dingwörter)[4].
- Die Erkenntnis ist immer nur die Erzählung eines Menschen in einer konkreten Situation. Nicht nur ein anderer, sondern sogar

er selbst kommt zu anderer Zeit und unter anderen Umständen zu anderen Erkenntnissen.

- Die Erkenntnisse sind keine Informationen, sie sind Wegbeschreibungen; sie lassen sich in der vertrauten Weise nicht merken, unterrichten und weitergeben. Mit ihrer Hilfe kann aber das Lernen erlernt werden. Lernbar sind sie nicht durch Weitergabe, sondern durch Mitvollzug (entsprechend einem geflügelten Wort im Englischen für diese Art der Unterrichtung: »*Lernen auf den Knien des Lehrers*«).

Hier also kann kein Wissen vermittelt werden, keine Methode erlernt werden. Hier offenbart sich lediglich die persönliche Geschichte eines Menschen im Umgang mit der Frage des unerwarteten Verlustes eines Kindes, noch bevor es richtig ins Dasein eintreten konnte.

Es hat sich mir als fruchtbringend erwiesen, den Menschen nicht nur biologisch-materiell zu betrachten.

Zweifellos entfalten wir Menschen ja einen Teil unseres Wesens im Raum und in der Zeit. Diese Entfaltung ist unser lebendiger Leib, der einen Anfang und ein Ende hat, und dessen Materie als Material (als Mutterstoff, wenn man es wörtlich nimmt) der Erde wieder eingegliedert wird; so auch die Materie des toten Kindes, die in die Naturvorgänge wieder integriert wird.

Darüber hinaus aber erkenne ich (im konkreten Handeln) am Menschen auch etwas, das sich im Laufe der Zeit und im Raum gar nicht zu ändern scheint: sein Stil. Ob jung oder alt, ob in gesundem oder krankem Leib, etwas im Menschen trägt ihn durch seinen ganzen Lebenslauf, sodass wir es im Fünfzigjährigen erkennen können, auch wenn wir ihn zuletzt als Kind gesehen haben. Das sei hier der Niederschlag seines geistigen Wesens, oder kurz sein tätiger Geist genannt. Und dann kann man noch den Schauplatz des Ringens zwischen unserem zeitlich und räumlich bedingten Leib und unserem überzeitlichen Geist bemerken: unsere Seele. Sie neigt, hin und her gerissen, immer einmal mehr der einen und der anderen Seite unseres Wesens zu.

Wenn man einen Menschen lange gekannt hat und ihm mit offenherziger Aufmerksamkeit begegnet ist, dann kann man von seinem Stil schon einiges erfahren haben. Und wenn man dies in der Gegenwart erfährt, dann wird aktuell angesichts dieses seines wirkenden Geistes sein Körper »durchsichtig« und unbedeutend. Regelmäßig nehmen wir dann seine körperliche Erscheinung kaum oder gar nicht mehr wahr zugunsten dessen, *wie* er spricht und *wie* er handelt (und *wie* er schweigt).

Obwohl der Begriff *Stil* unmittelbar einleuchtend zu sein scheint, so kann es sich doch in diesem Zusammenhang als fruchtbar erweisen, sich über seinen Inhalt zu verständigen. Vordergründig scheint der Stil eines Menschen das Gesamt dessen zu sein, was er eigenständig hervorbringt. Bei genauerer Betrachtung aber erkennt man, dass es doch mehr das ist, auf was ein Mensch verzichtet, was er bewußt und in eigener Verantwortung ausklammert, womit er *aufhört*, was seinen Stil bestimmt. Das gröbere Organ in uns achtet mehr auf das Geschaffene, das feinere mehr auf das *Gelassene.*

Beim alten und gereiften[5] Menschen haben wir also zumindest - *seine* Entwicklung und *unser* feineres Organ vorausgesetzt - die Chance, in einigen Fällen dieses Eigenen seines Wesens inne zu werden.

Vom Stil eines ungeborenen Kindes wissen wir wenig oder meist gar nichts. Sein Vermögen zum gestalterischen Verzicht[6] wird noch nahezu vollständig für die Leibbildung verbraucht. So bekommt sein Leib erst einmal eine große Bedeutung. Dieser Leib ist meist selbst »durchscheinend« und bildbar zart. Einen »Stil« aber konnte das Kind noch sehr wenig entwickeln und ihn seinem Leib einprägen. An der Weise des Bewegens, Tretens, Schlafens, machen sich gleichwohl Mütter doch Bilder von der spezifischen Eigenart des Kindes. Vielen aber bleibt dies erst einmal verschlossen, weil sie an eine solche Weise der Wahrnehmung nicht gewöhnt sind. Um dies wieder ins Gleichgewicht zu bekommen, müssen wir schöpferisch mit unserer Phantasie an das Kind herantreten, wenn wir etwas von seinem geistigen Wesen erkennen wollen.

An dieser Stelle wird der Unterschied der beiden Erkenntnisarten praktisch deutlich. Den Leib kann ich mit den Sinnen erkennen und naturwissenschaftlich erforschen. Den Geist kann ich nur erkennen, wenn ich selbst handle. Wer das Kind, das vor seinem Dasein schon wieder ging, war und ist und sein wird, kann ich nur an meinem eigenen Handeln erkennen. Dann aber wird es zur Gewißheit, welche die Gewißheit der Erkenntnis am Leib so übersteigen kann, dass sich die zweifelnde Ungewissheit allen wesentlichen Fragen gegenüber zu einer Lebensgrundsicherheit weit über das konkrete bewältigte Problem hinaus wandeln kann.

Warum kommt es zu einem vorzeitigen Sterben des Kindes?

Diese Frage ist die am meisten und meist am ehesten gestellte. Wenn man sie aber einmal genauer betrachtet, dann steckt darin ein ganz unbegründetes Urteil: dass das Kind *vorzeitig* gestorben sei. Wir müssen uns fragen: für *wen* ist das Kind vorzeitig verstorben? Wenn wir hier ehrlich bleiben und uns nicht auf die Statistik als Maß zurückziehen, dann können wir antworten: doch allein und ausschließlich für unsere Erwartung, für die Vorstellung, die wir selbst uns gemacht haben.

Wir wissen eigentlich und vergessen es dann doch, dass es eine bestimmte Lebenszeit für den Menschen nicht gibt. Eine durchschnittliche Lebens*erwartung* kann man ja dessen ungeachtet *berechnen.* Aber zu sagen, dass länger zu leben als die durchschnittliche Lebenserwartung ein zu spätes Sterben bedeuten würde, das trauten sich nicht einmal die Rentenversicherer auszusprechen. Aber kürzer zu leben halten wir erst einmal stets für tragisch. Und je kürzer das Leben dauerte, um so sinnloser erscheint es uns. Und das Dasein gar nicht betreten zu haben, das scheint unser Sinnempfinden regelrecht zu zerreißen.

Für wenige Menschen unserer Zeit wird es noch tragfähig sein, die Frage nach dem Warum so zu beantworten, wie es für die vergangenen Jahrhunderte ausreichend war: weil Gott es so wollte. Auch tief religiöse Menschen leben hier meist im Zweifel mit einer solchen Antwort und ringen darum, daran glauben zu *wollen.*

Die häufigsten Antworten der Medizin sind gleichwohl doch nur Scheinantworten: wegen einer Nabelschnurumschlingung, wegen einer Gelbkörperschwäche, wegen einer ungenügenden Durchblutung des Mutterkuchens. Denn dann ist doch die nächste Frage berechtigt, *warum* es zu Nabelschnurumschlingung, Gelbkörperschwäche und Durchblutungsstörung gekommen ist. Diese zweite Frage des eigentlichen Warum hat etwas zutiefst Verunsicherndes für die professionellen Helfer. Geübt darin, ihre eigenen Überzeugungen nicht an die Patienten heran zu tragen, fühlen sie sich mit leeren Händen allein gelassen und fliehen nicht selten (in einen routinierten Allgemeinplatz oder in die nächste dringende Aufgabe).

Sicher gibt es - selten! - handfeste Gründe, die,wenn sie denn vorhanden sind, *häufig,* aber eben doch nicht *regelmäßig,* mit einem vorzeitigen Ende der Schwangerschaft einher gehen. Einzelheiten dazu sind im Anhang genannt. Und diese zu kennen kann entscheidend sein für das Gelingen einer erneuten Schwangerschaft, vorausgesetzt, sie sind behandelbar. Aber nicht einmal dann ist es gewiss, dass diese Gründe *jetzt* der tatsächliche Grund waren, warum *dieses Kind* zu dieser Zeit seinen irdischen Weg nicht weiter gehen konnte.

Die wirklich tragfähigen medizinisch-wissenschaftlichen Erklärungen also sind selten. Zu sehr in den Vordergrund gestellt, können sie die Eltern in ihrem Verlust von der eigentlichen Trauerarbeit ablenken und für lange Zeit äußerlich beschäftigen. Das nimmt manchmal tragische Züge einer Inszenierung an, in der medizinische Betreuer und Eltern gleichermaßen den Blick vom Wesentlichen abwenden und in gewissem Sinne froh sind, an etwas Konkretem arbeiten zu können.

Die Selbstüberhebung der Medizin, und mehr noch der durch die Medien gesteuerte Anspruch an sie, fordert, für jedes Lebensproblem müsse es auch eine Lösung, und wenn noch nicht jetzt, so doch in absehbarer Zeit geben, verkennt und verfehlt, was möglich und nötig ist. Sie verkennt, dass die Lösung manches Problems in der Medizin eher neue hervorgebracht hat und verfehlt, wessen es *jetzt* wirklich bedarf.

Nicht selten wird aber nicht nur das Nötige versäumt, wenn man so vorgeht. Es ist auch möglich, dass dadurch verstärkt wird, was ohnehin häufig eintritt. Dass die Frau bei sich selbst die Schuld für das Ende dieser Schwangerschaft sucht und findet. Wenn nämlich die wesentlichen Fragen nicht gestellt, statt dessen aber in eifrigem Aktivismus eine *äußere* Erklärung und entsprechende »Lösungen« gesucht werden, bekommen die un- und halbbewußten Schuldgefühle geradezu Nahrung. Erst recht dann, wenn - wie in den allermeisten Fällen - sich eben am Ende eines unter Umständen langen Diagnoseweges herausstellt, dass es doch keine wissenschaftliche Erklärung und keine hilfreiche Behandlung gibt.

Der Ansatz zur Beantwortung dieser Frage liegt also bis auf wenige Ausnahmen nicht in einer allgemeingültigen Erkenntnis. Vielmehr ist das, was hier zur Erkenntnis gereichen kann, das Erreichnis individuellen Ringens und ist nur insofern heilsam, als es dem Elternpaar selbst in seinem weiteren Handeln zur eigenen Gewißheit wird.

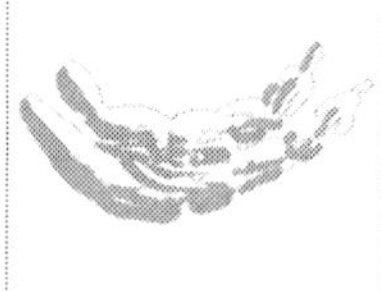

Die zweite genannte Art des Erkennens ist hier gefragt: die Erkenntnis, die sich im Handeln selbst zur Gewißheit wird. Ausgangspunkt für diesen Weg ist die Überzeugung, dass es keinen Grund für diesen Tod des Kindes gibt und geben wird, den wir in unserer normalen Erkenntnisart erringen könnten.

Was können wir wirklich erkennen? Wir sehen, dass zwei Welten, die sich in der Empfängnis *berührt* haben, die Welt der Gegenwart des Geistes und die Welt der Zeitlichkeit des natürlichen Werdens, diese begonnene Entwicklung nicht haben weiterführen können. Irgend etwas *stimmte* nicht zusammen. Das klingt sehr unscharf, fast trivial. Dennoch kann es lohnend sein, diesen einfachen Gedanken weiter zu verfolgen: wenn zwei Instrumente nicht zusammenstimmen, dann wird doch nur der machtbesessene Mensch behaupten, zu wissen, dass immer das Instrument des Anderen nicht stimmt und nur der stets Gehemmte vermuten, dass es sein eigenes sei.

Ein wenig beschreibt dieses Bild schon die Weise, wie Männer und Frauen häufig mit dem Thema umgehen. Männer vermuten doch häufiger, dass die Medizin etwas falsch gemacht habe, dass es ohnedies nicht der richtige Zeitpunkt für ein Kind gewesen sei, das die Frau ja gewiss übertrieben habe mit Beruf, Sport oder anderer Belastung in der Schwangerschaft. Mit einem Wort, für viele Männer stimmt das Instrument des Anderen (Partnerin, Medizin, Gesellschaft) nicht. Für Frauen hingegen ist es doch häufig so, dass sie die Gründe für das Unstimmige bei sich selbst suchen und manchmal in Schuldgefühlen vergehen.

Bei genauerer Anschauung fällt doch auf, dass das Zusammenstimmen zweier Instrumente selbst es ist, und nicht je eines der beiden, das den gemeinsamen Ton lebendig werden und sich entwikkeln läßt.

Für unsere Frage sind die beiden Instrumente das natürliche Dasein und das geistige Sein.

In das Instrument der Natur ist der mütterliche Organismus, die gesamte biologische und soziale Umwelt, näher in der Partnerschaft und im Beruf, ferner im »Klima« der Gesellschaft mit hinein verwoben. Dies alles bildet die Matrix (wörtlich die Mutter), in die das Kind eingebettet werden kann.

Im Instrument geistiger Gegenwart, das alles *Wollen* und *Anfangen* umfasst, welches das Webmuster (pattern oder Vaterkraft)[7] unseres Daseins bildet, worin die Schicksale der Menschen und alles Seins geflochten sind, ist auch das Ureigenste des Kindes selbst, sein Anfangen-Wollen, beschlossen.

Wenn nun beide das *Spiel des Daseins* mit der Empfängnis beginnen, wenn der seelische *Klang* eines neuen Daseins anhebt, dann können die Bedingungen des Zusammenstimmens andere sein als im Verlaufe der Zeit. Menschliche Freiheit zumal verändert die Naturseite, die Erscheinungsseite des Daseins. Gerade die noch undurchschauten *Übergänge*, in erster Linie Geburten und Tode anderer Menschen, ändern die Welt in einer für uns nicht äußerlich erkennbaren Weise. Für das werdende Kind aber kann das dem gewöhnlichen Blick unwesentlich Erscheinende (»Der Tod der Großtante«) der Verlust einer wesentlichen Bedingung zur Verwirklichung dessen sein, wofür es antreten will.

Ob ein solcher Gesichtspunkt wahr ist oder nicht, ist, wenn ein Elternpaar einen solchen Bezug ahnend fühlt, letztlich völlig unentscheidbar[8]. Niemand kann diese Frage entscheiden - außer ich selbst. Die einmal gefundene Antwort in einer solchen Frage aber wird Grundlage meines Handelns. Sie erweist sich als unzutreffend und falsch, wenn ich so handle, als sei sie falsch. Sie wird tragfähig und wahr, wenn ich so handle, als ob sie wahr sei. Sie kann auch nicht »danach« (wie sich mancher fälschlicherweise von einem sogenannten »Jenseits« erhofft) als falsch erkannt werden: denn die Lebenspraxis hat sie wahr werden lassen.

Das zu denken fällt unserem Alltagsbewußtsein schwer, das doch immer eine Welt hervorbringen will, in der wir selbst nicht Mitwirkende sind. Wie Kinder sehnen wir uns immer noch nach einer Welt, die so ist, wie sie ist, und die so bleibt, wie sie war, gleichgültig, wie wir handeln. Unser Handeln in einer solchen Welt ist ohne Folgen und bedarf keiner Verantwortung[9]. In unseren Tagen ist diese Infantilisierung geradezu zeittypisch geworden. Hinter dem Anspruch politisch korrekten Verhaltens steht doch die tiefe Sehnsucht nach allgemeiner Bestimmung wesentlicher Fragen: die Regression in die von den Eltern bestimmte Kinderwelt einer verbindlich allgemeingültigen Wahrheit und der Geltung von aussen bestimmter moralischer Werte.

Die im Menschheitsgang mühsam errungene Freiheit (zur Selbstbestimmung) hat rasch ihren Pferdefuß gezeigt: dass ich, ohne die Bürde der Verantwortung tragen zu wollen, keine dieser allgemein unentscheidbaren Fragen selbst entscheiden kann. Es zeigt sich dabei, dass das einfache Prinzip der Erklärung durch einen allgemeinen Grund (aus der Vergangenheit) bei aller Sehnsucht danach in den bedeutsamen Lebensfragen die Wirklichkeit der Gegenwart nicht zu erklären vermag. Und wir tun uns besonders schwer damit, dass es eine Welt *zwischen den Dingen der Welt* geben könnte, an deren Sein wir beständig mitwirken und in der Begriffe wie gestern (Ursache) und morgen (Folge) einfach keinen Sinn machen.

Zusammenfassend will ich noch einmal das Menschenbild charakterisieren, das diesem hier geschilderten Weg zugrunde liegt.

Der Mensch erscheint in diesem Bild unter dreifachem Betrachtungsaspekt:

- er ist *leiblich* ein Glied der Natur
- er ist *seelisch* ein Glied der Sprache[10] (im weiteren Sinne)

- er ist *geistig* ein Glied seiner ihm heute weitgehend unbewußten Willenseigenheit

In leiblicher Hinsicht ist er an die momentanen irdischen Verhältnisse gebunden; er unterliegt den physikalischen Gesetzen, ist ein Organismus auf Zeit. Er entstammt und geht wieder ein in die Stoffe der Erde. Sein Körper geht aus den Erbkräften seiner biologischen Eltern hervor. Unschwer kann man an den Kindern körperlich die Züge ihrer Eltern und Großeltern wahrnehmen. Nie aber gleicht ein Kind einem Elternteil ganz. Immer ist es eine Kombination aus beiden Eltern- und Großelternlinien. Wie also werden diese Erbinformationen kombiniert? Wer bestimmt, was von wem und in welcher Zusammenstellung zur Bestimmung beiträgt?

Wie bei den meisten spannenden, aber ungelösten Fragen antwortet uns die Wissenschaft nicht: *das wissen wir (noch) nicht*, sondern mit gewichtiger Miene: *das bestimmt der Zufall!* So darf hier mit Recht ein anderer Versuch gewagt werden, dessen Tragfähigkeit sich ja dann in der Praxis erweisen mag: Die *Eigenart* des Kindes selbst bestimmt, wie das vorhandene Erbmaterial der Elternlinien kombiniert und damit bildend für den Leib wird.

Im übertragenen Sinne könnte man mit guten Gründen sagen: das Kind »liest« in den »Büchern« (der Erbinformation) von Mutter und Vater, und »erliest« sich damit sein eigenes »Buch«, das dann in allen seinen Zellen zu finden sein wird und von ihm selbst (zum Lesen, nicht zum Bestimmen!) an seine Nachkommen weitergegeben wird. Daraus bildet sich das Muster (pattern = von *pater* ~ Vaterkraft), nach dem sein Leib erbaut, erhalten und umgebaut werden kann. Die Stoffe dazu (Matrix = von *mater* ~ Mutterkraft) entstammen der unbelebten und belebten Natur und stehen mit ihr im Zusammenhang. So bestimmen die Gene den Leib nicht, aber sie legen die Grenzen des Möglichen fest. So bestimmen die Stoffe

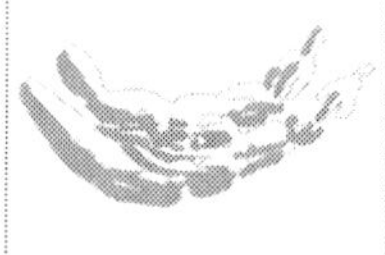

und vorhandenen Lebensprozesse den Leib nicht, aber sie lassen ihn besser oder schlechter gedeihen.

Dieser Leib hat Grenzen, der Mensch ist in seinem Leib ein Individuum, unteilbar und begrenzt zugleich. Dies kommt ihm mit seiner Reifung immer stärker ins Bewusstsein von dem Zeitpunkt an, wo ihm bewusst wird, dass er an etwas »anstößt«, das er nicht selbst ist.

¤

Seelisch ist der Mensch zugleich Mitgestalter und Miterleidender (ein Patient) seiner sozialen Welt. Er erlebt sich als seelisches Wesen im Spiegel des Anderen. Das Medium dieser gegenseitigen Spiegelung ist die Sprache. Damit ist mehr gemeint als man heute unter *Kommunikation* versteht: nicht nur der Austausch von Information, sondern auch das Bewusstwerden der seelischen Situation des Andern. Kommunikation beherrschen auch die Tiere, Sprache aber nicht.

Wenn man von einer »Sprache« der Ameisen spricht, so ist in unserem Sinne gerade Kommunikation und nicht Sprache gemeint. Wenn eine Ameise einer anderen etwas über gute Jagdgründe durch bestimmte Gesten »mitteilen« kann, so kann sie sich doch nicht beklagen darüber wie ein Mensch, dass der Andere ihr dies heute in offensichtlich schlechter Laune, gelangweilt oder begeistert erzählt habe.

Wenn ein Mensch spricht, so ist er über die Kommunikation hinaus auch immer Glied der menschlichen Sprachgemeinschaft. Selbst wenn wir eine Sprache ihrem Inhalt nach gar nicht verstehen, so verstehen wir doch - manchmal sogar besser - die Stimmungslage dessen, der da spricht. In der Sprache kommt zum *Was* der Kommunikation noch das *Wie* der Weise des In-Beziehung-tretens hinzu.

Seelisch ist der Mensch also nicht mehr »abgegrenzt« und »alleine«. Angewiesen auf die Sprachwelt entwickelt er erst in ihr lebend die seelische Eigenart eines Menschen heraus. Zugleich befruchtet er selbst wieder die Sprachwelt durch seinen ihm ureigenen Ausdruck.

¤

Geistig ist der Mensch eigensinnig: fähig und genötigt, seinen eigenen Lebenssinn zu finden durch seinen Willen, durch sein Handeln und die Verantwortung, die er bereit ist, dafür zu übernehmen. Er fühlt in sich eine Bedeutung, die nicht durch Anerkennung und Ablehnung gemindert werden kann, wie dies seelisch der Fall ist. Diese Quelle ist für viele Menschen heute noch verschüttet: sie glauben nur das zu sein, als was sie gelten in den Augen anderer (oder in bezug auf das aus Äußerem gebildete idealisierte Bild ihrer selbst). Das ist für Kinder ganz in Ordnung, das ist auch noch in Ordnung für junge Menschen, wenn die Geltung auch aus einem Bereich kommt, der sich nicht nur an realen Menschen, sondern an Idealen misst. Das wird zum Problem, wenn der Mensch im umfänglichen Sinne in seiner Lebensmitte erwachsen wird und doch noch sehr sich richtet in seinem Handeln nach dem Meinen, den Vorschriften, den Erwartungshaltungen seiner Umwelt.

¤

Leiblich ein abgegrenztes Lebewesen, ein Individuum, seelisch ein auf Austausch mit anderen in ein Netz der Beziehungen hinein geflochten, ist der Mensch geistig ein Wesen, das seine Individualität gerade dort erfährt, wo er selbstlos seinem Eigensinn, seiner Aufgabe folgt.

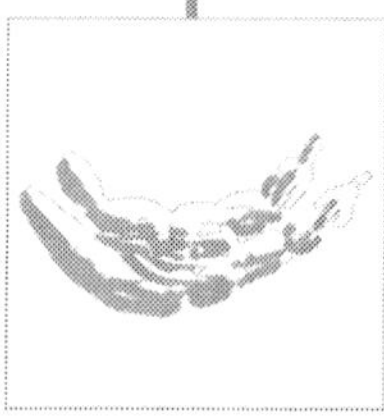

Kapitel 1
Vor dem Berühren: Bewusstwerden

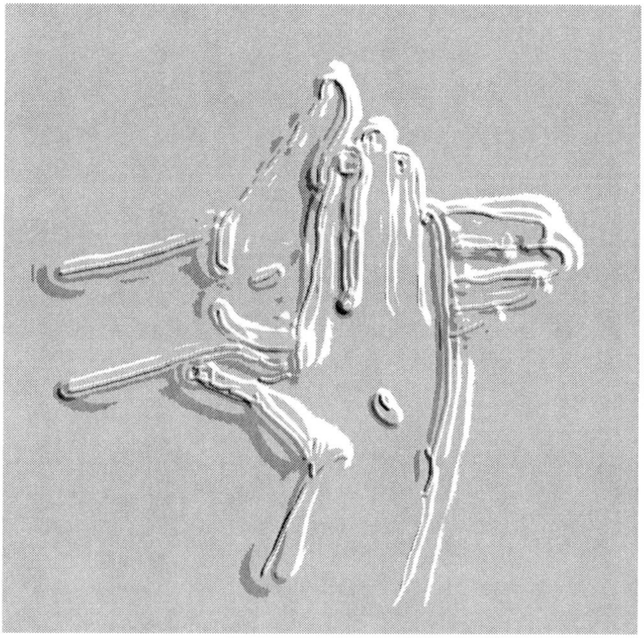

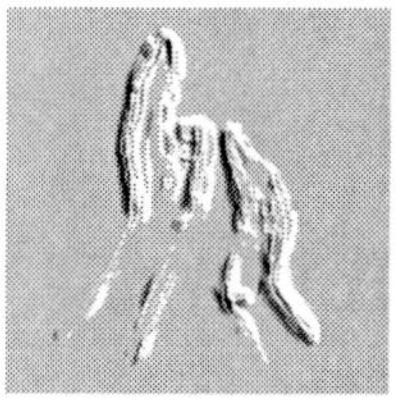

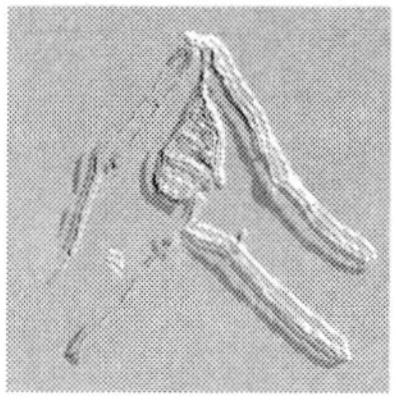

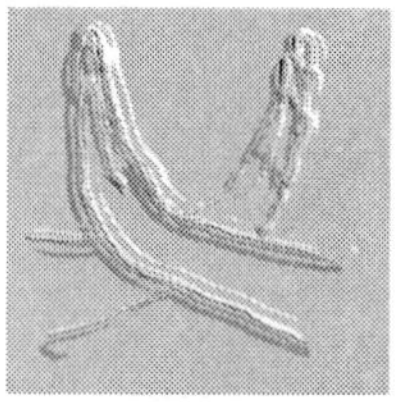

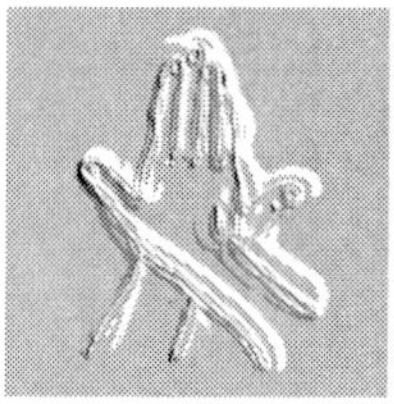

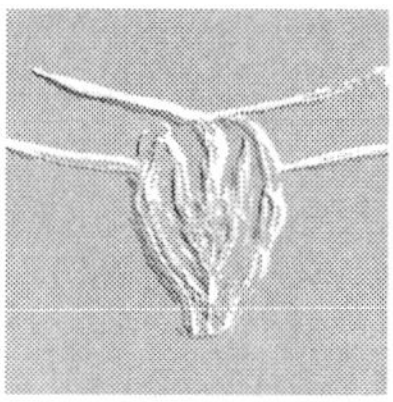

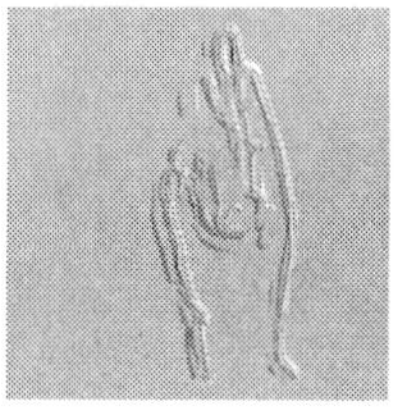

Vor dem Berühren: Bewusstwerden

So tiefgreifende Prozesse wie der Tod eines Kindes im Leib der Mutter bleiben ihr in den tieferen Schichten ihrer Wahrnehmung, im Träumen oder im nahen Unbewußten nicht verborgen. Gewöhnlich achten wir wenig auf diese feinen Mißtöne im Untergrund oder am Rande unseres Bewußtseins. Vielmehr rationalisieren wir sie - mit schlechtem Schlaf, falscher Diät oder emotionalem Stress - oder wir projizieren sie auf die Menschen unserer Umgebung - als Kränkung, Wut, Enttäuschung. Die durch die Schwangerschaft veränderte Gefühlsgrundstimmung macht es der Schwangeren gegenüber ihrer Alltagskonstitution noch schwerer, zwischen den Quellen ihres Unbehagens unterscheiden zu können.

Äußere Anzeichen für eine Störung des Schwangerschaftsverlaufes hingegen sind selten. Je früher in der Schwangerschaft eine solche Beeinträchtigung eintritt, um so weniger helfen also die gewöhnlichen Alltagssinne dabei, etwas davon zu bemerken. Am Ende der Schwangerschaft sind nachlassende und schließlich aufhörende Kindsbewegungen deutliche Hinweise für eine ernste Schwierigkeit. In der Frühschwangerschaft weisen zuweilen Blutungen oder Krämpfe darauf hin.

Statt einer Mitteilung: Selbstbewusstwerdung

Anders ist es, wenn man die Aufmerksamkeit durch Fragen gezielt in die Richtung der Innenräume lenkt. Dann berichten viele Frauen im Zusammenhang mit glücklos verlaufenden Schwangerschaften von Träumen, die sie auf *einer* Schicht einer Bedrohung ihres Kindes

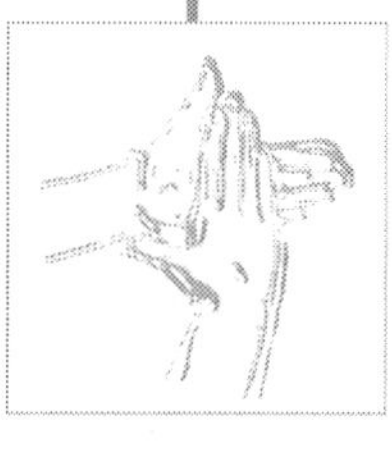

zuschreiben und auf einer *anderen* Schicht doch gerne verdrängen wollen. Dies sind aber selten Träume bedrohlichen *Inhaltes.* Im Gegenteil, diese kommen häufig bei allen Schwangeren vor und sind selten mit einem ungünstigen Ausgang verbunden. Sie bedürfen oft nur der Beruhigung durch Hebamme oder Arzt, die den ungestörten Verlauf der Schwangerschaft bestätigen.

Ganz anders ist es mit Träumen, die vordergründig indifferente Inhalte, aber in der *Grundstimmung* bedrohlichen Charakter haben. Es ist oft eine Gefühlsgrundtönung von Träumen, die am ehesten verglichen werden kann mit dem, was wir gewöhnlich empfinden, wenn wir intensiv erlebend die Farbe *Blau* wahrnehmen. Der Inhalt des Traumes kann hier austauschbar und den Tagesresten entnommen sein. Die »blaue« Stimmung aber entstammt tieferen Schichten der Seele und deutet - wie die Erfahrung vieler Fälle zeigt - oft auf eine für das Kind bedrohliche Lage hin, auch wenn die üblichen diagnostischen Verfahren noch keine eindeutige Gefährdung zeigen. Dem Erleben einer »gelben« oder »roten« Gemütsverfassung entsprechende Träume weisen hingegen oft auf eine günstige, gesunde Entwicklung hin. Das läßt selbstverständlich keine Prognose zu. Es zeigt aber, dass uns die tieferen Schichten unserer leiblichen Vorgänge nicht gänzlich unzugänglich sind und die betroffenen Schwangeren oftmals etwas ahnend in sich tragen, wovon ihr Alltagsbewußtsein nichts weiß.

Träume sind aber nicht die einzige halbbewußte Wahrnehmungsquelle. Nachlassen der Übelkeit, geringere Spannung in der Brust, Verschwinden der schwangerschaftstypischen Müdigkeit und Konzentrationsminderung sind nicht selten mit dem Absterben des Kindes verbunden. Das wichtige ist hier indes nicht die Tatsache des Nachlassens oder Verschwindens. Das geschieht ja gerade im Laufe der gesunden Schwangerschaft ohnehin. Im Unterschied zur gesunden Schwangerschaft wird das Nachlassen dieser oft belastenden

Symptome nicht freudig begrüßt. Vielmehr führt es eher zu einer befremdlichen nachdenklich-fragenden Grundstimmung.

Die Symptome selbst nehmen wir mit unserem wachen Bewußtsein wahr. Die Unstimmigkeit, sich nicht über das Nachlassen der lästigen Beschwerden freuen zu können, hingegen spielt sich zumeist im Halbunbewußten ab. Ganz charakteristisch unterscheidet es sich sehr deutlich von der Erleichterung, von der diejenigen Frauen berichten, bei denen zum Beispiel die schwangerschaftsbedingte Übelkeit endlich geringer zu werden beginnt. Der charakterische Unterschied zur bedrohlichen Situation kann in etwa so erfasst werden: im Falle realer Bedrohung für das Kind wird meist das Nachlassen der Beschwerden so geschildert, als fühlte die Schwangere sich seelisch von einer sinnhaften Quelle abgeschnitten, die zwar belastend, aber dennoch innerlich tragend war.

So kommt die Mitteilung des Arztes, die Schwangerschaft sei nicht mehr intakt, das Kind lebe nicht mehr, eigentlich auf einen *innerlich* vorbereiteten Boden. Tatsächlich aber erleben wachbewußt fast alle Frauen die Mitteilung eher wie einen Schock.

Denn wir trauen der äußeren Wahrnehmung heute alle mehr als unserer inneren Stimme. Wenn dann die nicht wahrgehabte Ahnung zur Gewissheit wird, fällt der betroffene Mensch erst einmal in ein um so tieferes seelisches Loch.

So hat es sich als viel angemessener herausgestellt, die Diagnose zunächst gar nicht ausführlich mitzuteilen, erst recht nicht auf dem Untersuchungsstuhl und in noch unbekleidetem Zustand der Frau. Vielmehr ist ein warm zugewandtes Schweigen oft der Boden, auf dem die Frau selbst die entscheidenden Fragen stellt, die dann wahrheitsgemäß beantwortet werden. Dieser Prozess der *Selbstbewußtwerdung* ist entscheidend, weil es dadurch besser gelingt, dass nicht nur der Kopf verstanden hat, dass das Kind nicht mehr lebt, son-

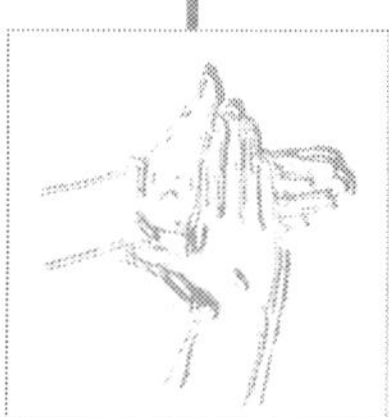

dern auch der Widerstreit der tieferen Wahrnehmungsschichten um Gehör gegen das ungläubige dagegen Rebellieren der Hoffnung besser aufgelöst werden kann.

Überwindung des ungläubigen Staunens
Akzeptieren des Geschehenen - Zeit lassen

Es kann sehr irritierend sein, wenn sofort die technischen Abläufe mit der Mitteilung der Diagnose zusammen angesprochen werden: dass eine Ausschabung und wie, dass eine Geburtseinleitung und mit welchen Methoden und anderes mehr durchgeführt werden müssen. Nicht selten kommen solche Fragen im ersten ungläubigen Staunen und in fast kühl scheinender Unbetroffenheit von den Schwangeren selbst. In den meisten Fällen ist es auch dann nicht ratsam, die Fragen an dieser Stelle (über das Nötigste hinaus) zu beantworten.

Vielmehr kann man vermitteln, dass es für alles, was notwendig ist, keine Eile gibt (bis auf die wenigen Fälle, wo unmittelbares medizinisches Handeln zwingend erforderlich ist, wie bei einer extrauterinen[1] Schwangerschaft). Die Versicherung, dass erst einmal nichts versäumt werde und nichts Ungünstiges geschehen kann, reicht an dieser Stelle zusammen mit dem Hinweis, dass später noch Maßnahmen notwendig sein werden.

Die Vermittlung der Kontaktaufnahme mit dem Partner, einer Freundin oder einem anderen vertrauten Menschen steht erst einmal im Vordergrund. Zunächst muss der ganze Mensch realisieren, was zu Beginn nur in der Vorstellung wahr ist: mein Kind lebt nicht mehr! Alle Pläne, Wünsche, Hoffnungen, Ängste, die mit der Schwangerschaft verbunden waren, sind gegenstandslos geworden.

Im Spiegel des mir vertrauten Menschen erkenne ich dann erst die unausweichliche Lage.

Auch wenn es für die Pragmatik der Abläufe ungünstig erscheint, so ist doch das Abwarten, manchmal nur über Nacht oder auch mehrere Tage, für das innere Einverständnis zum äußeren Abschiednehmen elementar bedeutungsvoll. Dafür sprechen aber auch handfeste medizinische Gründe. Erfahrungsgemäß sind Eingriffe um so komplikationsärmer, je umfänglicher das innere Einverständnis des Patienten dazu ist.

In dieser Zeit erst bilden sich die Fragen heraus, die die erst einmal von der Nachricht schockierte Frau noch gar nicht in sich finden konnte.

Überwindung der Schuldhemmung

Ganz allgemein gibt es ja eine zunehmende Tendenz, dann wenn etwas nicht wie vorgestellt abgelaufen ist, nach einem Schuldigen zu suchen. Da gibt es eine gewisse Färbung, dass Männer in solchen Fällen die Schuld eher in den gegebenen Verhältnissen oder beim Anderen suchen, Frauen aber mehr bei sich selbst. Das verstärkt sich noch sehr in der Schwangerschaft. Jede Schwangerschaft stellt biologisch und psychisch einen Grenzkampf zwischen Eigenerhaltungsbestreben und Hingabe dar. Das Immunsystem der Mutter muss Platz machen für das Kind, ihr Organismus sich umstellen für seine Bedürfnisse. Seelisch muss sie Raum schaffen und ihre eigenen Interessen zu einem Teil in den Hintergrund stellen. Das ist biologisch wie seelisch eine nicht leicht zu bewältigende Aufgabe. Biologisch regelt sich dies unbewußt, seelisch kann es zum Problem werden.

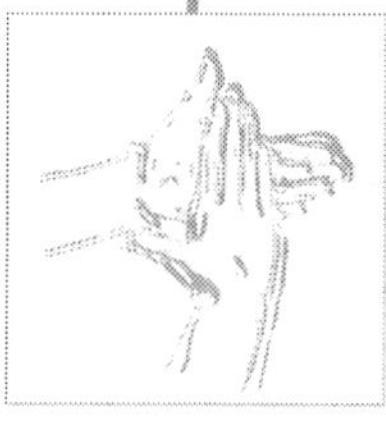

Unsere Gesellschaft ist momentan wenig dazu in der Lage, jungen Frauen, die ein Kind tragen, diese Ambivalenz, diese Gefühlsuneindeutigkeit und Zerrissenheit zuzugestehen. Entweder-Oder: ein drittes gibt es nicht, scheint wie eine Bestimmung über unserer Zeit zu stehen. Damit wird ja gerade das Dritte, das es eigentlich nicht geben kann, das Kind selbst, geleugnet.

Auch Frauen, die sich ihr Kind sehr und unter Umständen lange schon gewünscht haben, und nun schwanger sind, kommen in eine solche Fragesituation hinein. Wird die innere Frage geäußert, wird sie meist äußerlich beantwortet: »Du willst doch nicht etwa abtreiben« oder »Ist es nicht besser, du verschiebst das Kinderkriegen auf später.« In diesem Falle sind die Partner mit ihrem männlich tingierten Handlungswillen, der ein erkennbares Problem mit einer eindeutigen Handlung abschließen will, oft wenig hilfreich. Die eigenen Mütter versuchen nicht selten, mit und an den Töchtern zu verwirklichen, wozu sie selbst keinen Mut hatten, oder aber ganz in der tradionellen Haltung verhaftet, die Grundfesten der Familie aufrechtzuerhalten.

So geschieht es dann, dass die Frau mit ihren widerstrebenden Gefühlen es vorzieht, ganz für sich zu bleiben und von keinem daraus erlöst zu werden. Auch die professionellen Helfer sprechen oft nur die *eine* mögliche Seite an: sich *ganz* zu freuen oder *ganz* gegen das Kind zu sein[2].

Die Schwangere selbst erlebt sich dadurch aber unbewußt als schlechte Mutter, als unreif, als unfähig oder in anderer Weise ungeeignet, ein Kind auszutragen. Damit bleibt sie meist mit sich allein: die Partner können mit der Unentschiedenheit und Offenheit der komplexen, widersprüchlichen Gefühle häufig schlecht umgehen; die eigene Mutter und Freundinnen, die Mütter sind, leugnen oft im Nachhinein im unterdrückten Schuldgefühl die eigenen Konflikte, die ja nie ins ganz wache Bewußtsein getreten sind[3]; Freundinnen ohne Kinder sind ebenfalls in vielen Fällen nicht frei, ihre eigene schwankende Entschiedenheit durch *eindeutige Ratschläge* an die jetzt schwangere Freundin zu unterdrücken. Hier sind die beruflichen Begleiter der Schwangerschaft - ÄrztInnen, Hebammen, Geburtsvorbereiterinnen - in besonderem Maße *aktiv* gefordert; denn von alleine wird nur selten die schwangere Frau dieses Thema ansprechen, das sie nicht einmal vor sich selbst ganz wach eingestehen kann.

Welche Erlösung kann es sein, wenn es dann aktiv angesprochen und ins rechte Maß gestellt wird. Der schlichte Hinweis, dass dies alle Frauen mehr oder minder durchmachen, und dass dies aus dem Grenzkampf zweier eigenständiger Organismen auch biologisch nachzuvollziehen ist, kann hier sehr segensreich sein und der Frau den Zugang zu ihrer gegenwärtigen Gefühlswelt jenseits fixierter, einseitig-eindeutiger und erwarteter Vorstellungen ermöglichen.

Alleingelassen aber wuchern diese Schuldgefühle und finden dann, wenn eine Fehlgeburt oder Totgeburt aus (wie in den meisten Fällen) ungeklärter Ursache eingetreten ist, reiche Nahrung. Nun sind der Frau selbst diese Zusammenhänge im allgemeinen ja nicht bewußt. Sie versucht den Schuldgefühlen Ausdruck zu verleihen, indem sie auf Dinge stößt, die das Ende der Schwangerschaft mitbedingt haben könnten: das eine Glas Wein in der sechsten Schwangerschaftswoche, die Fernreise, der Saunabesuch. Und auch wenn ihr Hebamme oder Arzt mit Hinweis auf die tatsächliche Situation dies auszureden versuchen: solange sie im Gespräch den Ambivalenzkonflikt[4] nicht von sich aus ansprechen, erreichen sie die Frau nicht wirklich.

Die schwankende Haltung dem Kind gegenüber ist normal und erklärt sich aus unserem Menschsein: immer sind wir zwischen unserer Aufgabe (die ja immer auch ein Stück Selbstaufgabe ist) und dem Selbsterhalt (unserer »bequemen« Seite) hin- und hergerissen.

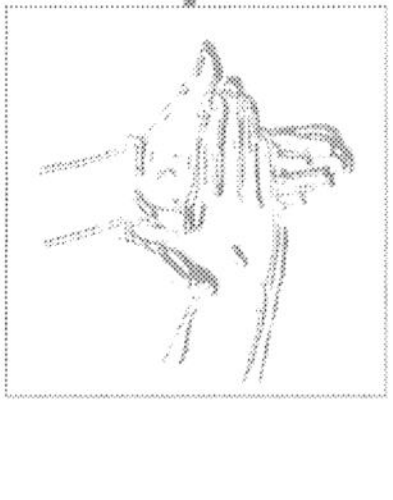

Das wird in den meisten Bereichen auch als normal empfunden[5]. Von der Schwangeren indes erwartet man die eindeutige Bejahung des Kindes, was in der Sache gar nicht möglich und erst recht nicht nötig ist.

Kein Kind nimmt durch den Zweifel Schaden, keine vorgeburtliche Beziehung zu ihm wird dadurch nachhaltig belastet, solange diese Uneindeutigkeit sich im Bewußtsein abspielt, und es der Frau möglich ist, darüber zu reden. Die vorgeburtliche Beziehung zum Kind lebt nicht aus moralischen *Vorstellungen*, sondern aus der *unverstellten* Wirklichkeit der Gefühle und dem bewußten Umgang damit. Gefahrvoll für das Kind wird diese Situation gerade dann, wenn die Konflikte nicht mehr bemerkt werden, für die eigene Wahrnehmung wie »verschwunden« sind, ohne aber im inneren Zwiegespräch oder zwischenmenschlichen Dialog gelöst worden zu sein. Denn erst wenn die Konflikte in tiefere Schichten unbewußter Prozesse absinken, kann sich die Physiologie so verändern, dass auch funktionelle Störungen der Mutter-Kind-Symbiose auftreten können.

So trägt in einer solchen Sicht nicht die Frau eine Schuld, vielmehr müssen wir die Verantwortung und Ursache der Schwierigkeiten suchen in unserer allgemeinen gesellschaftlichen Vorgehensweise, die das freiheitliche Ringen des Einzelnen gerne zu Gunsten eines konformistischen Erwartungsdruckes vereindeutigend beseitigen möchte. Die Einforderung eindeutiger Haltungen dem Kind gegenüber und die regelmäßige gesellschaftskonforme Unterdrückung des Zweifels sind im weiteren dann auch mitwirkende Motive, wenn sich eine Frau zum Abbruch der Schwangerschaft entscheidet. Die Erfahrung zeigt, dass Frauen, die sich bereits fest gegen das weitere Austragen ihres Kindes entschieden haben, diesen Entschluß noch einmal revidieren, wenn sie im Gespräch mit dem Arzt oder einem vertrauten Menschen ihrem Zweifel und ihrer zeitweisen Ablehnung des Kindes *Ausdruck verleihen* können. Die innere Diskrepanz zwischen dem allgemein erwarteten Bild der glücklichen Schwangeren und den im Inneren dunkel erlebten Empfindungen dem Kind gegenüber kann dazu führen, dass Frauen an ihrer grundsätzlichen Fähigkeit zu zweifeln beginnen, Mutter ihres Kindes werden zu können. Die Entscheidung, die Schwangerschaft zu beenden, wird um so menschlicher und offener, je mehr sie in einem Klima der moralischen Unvoreingenommenheit gefällt wird. Und desto weniger fühlt die Schwangere sich genötigt, »auf ihrem Recht zu bestehen«.

Denn auch dann, wenn die Frau selbst mit die Verantwortung für das Ende der Schwangerschaft trägt, wie im Falle eines Schwangerschaftsabbruches, hemmt das Schuldgefühl eher die wirkliche Kontaktaufnahme mit dem verstorbenen Kind. Für die meisten Frauen bleibt nach dem Abbruch ein blinder Fleck in der Seele, an dem sie eigentlich das Kind finden könnten, von dem sie sich getrennt, aber nicht verabschiedet haben. Auch hier ist die Falle wiederum der Versuch, eindeutige Gefühle vorauszusetzen.

Eine Frau, die sich gegen das Fortführen einer Schwangerschaft entscheidet, entscheidet sich nicht zugleich und automatisch gegen das Kind. Im Gegenteil. Oft ist es, auch bei medizinisch indiziertem Schwangerschaftsabbruch, ein ebenso ringender Kampf, bei dem eine Kugel auf einer Bergspitze unruhig hin und her zu tanzen scheint, jederzeit bereit, nach der einen oder anderen Seite herunter zu rollen. Wie viele Frauen haben nach klarer Entscheidung noch während der Narkosevorbereitung alles abgebrochen und ihr Kind schließlich ausgetragen. Je liebevoller der Umgang mit ihr und je warmherziger die Achtung ihres schweren Entschlusses dabei ist, um so mehr kann sie den Mut in sich finden, doch zu ihrem Kind zu stehen. Jene aber, die den Abbruch doch durchführen ließen, tragen die andere Seite der möglichen Entscheidung oft überhaupt

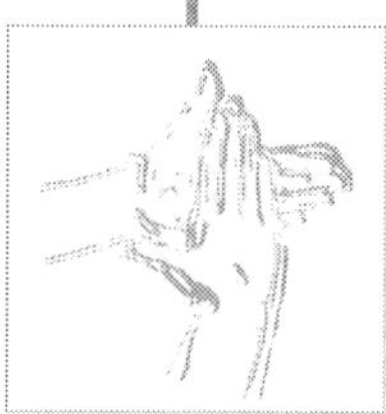

nicht mehr bewußt mit sich. Unbewußt aber nagen viele Anlässe des alltäglichen Lebens an ihnen und untergraben häufig die rational scheinende Selbstgewißheit, die »einzig richtige Entscheidung« getroffen zu haben.

Und ebenso häufig war es dann doch gar nicht ihre eigene Entscheidung: der Arzt hat die Befundmitteilung nach einer Fruchtwasseruntersuchung so gestaltet, dass der Abbruch wie eine unumgängliche Einbahnstraße erschien. Die Eltern einer noch sehr jungen Frau haben »alles schon in die Wege geleitet«. Der Partner macht den Fortbestand der Beziehung von der Abtreibung abhängig, weil er sich ein Kind »jetzt nicht vorstellen« kann (Partnerschaften im übrigen, die tragischerweise ohnehin später nahezu regelmäßig scheitern).

Gerade nach einem Schwangerschaftsabbruch wird die innere Beziehung zum Kind nahezu unmöglich, solange die Schuldgefühle vordergründig wirksam sind. Der urteilende Charakter vieler Begegnungen, von verurteilender Ablehnung bis zur vorbehaltlosen Zustimmung reichend, unterstützt diese ungünstige Entwicklung. Es ist elementar für die Frau, dass sie zu ihrer Entscheidung stehen lernt und doch den Raum öffnen kann, um innerseelisch Kontakt zu ihrem Kind aufzunehmen. Auch wenn Frauen nach einem tragischen Ende ihrer Schwangerschaft durch Fehlgeburt oder Totgeburt bittere Empfindungen beim Gedanken an abgetriebene Kinder haben können: Die Vorgänge hierzu unterscheiden sich nicht von denen, die Frauen durchmachen, die ein Kind durch Fehlgeburt oder Totgeburt verloren haben. Allein die Schuldgefühle sind noch schwerer zu überwinden, sodass hierzu nicht selten psychotherapeutische Hilfe nötig ist.

Überwindung der Angsthemmung

Ist ein Kind im Mutterleib verstorben, dann ist das Hinfühlen zu dem verstorbenen Kind stets auch mit Angst begleitet. Vorstellungen über Mißbildungen, groteske Verzerrungen des Äußeren, aber auch an Leichengift und Infektionen herrschen in der Seele vor. Diese Angst dem Tod und dem Toten gegenüber wird in unserer Zeit ja geradezu gesellschaftlich herausgebildet und gefördert. Die unbeeindruckte Neugierde und durch keine Scheu beeinträchtige Umgehensweise kleiner Kinder mit dem Tod verblüfft uns immer wieder, doch lernen wir - wie sonst auch - nicht von den Kindern. Im Gegenteil: der Tod verschwindet zusehens aus der Lebenspraxis und Wahrnehmung der Menschen.

Das Waschen und Anziehen eines verstorbenen Verwandten, sein Aufbahren zu Hause, die Totenwache waren vor nicht allzu langer Zeit noch Gelegenheiten, von klein an in den Umgang mit dem Tod hineinzuwachsen. Nunmehr ist er anonym geworden. Erst zu einem Zeitpunkt, wo alles nachtodliche Sterben schon abgeschlossen ist, nach drei Tagen, anläßlich der Beerdigung, gibt es dann manchmal noch einen kurzen und abstrakten Kontakt. So verwundert es nicht, dass sich Schwangere vor ihrem toten Kind fürchten, manchmal auch auf Grund *dieser* Ängste auf ein sehr rasches Beenden dieser für sie unaushaltbaren Situation drängen.

Viele sachlich unbegründete Ängste können von den Helfern genommen werden, wenn sie sie nur aktiv ansprechen. Denn erfahrungsgemäß beginnen die Frauen selbst nur selten davon zu sprechen.

Die Ängste aber, die dem nahen Zerreißen des Vorhang zum Unheimlichen entspringen, wo der Tod eine Welt öffnet, in die wir mit all unserem Wissen niemals dringen können, verlangen nach

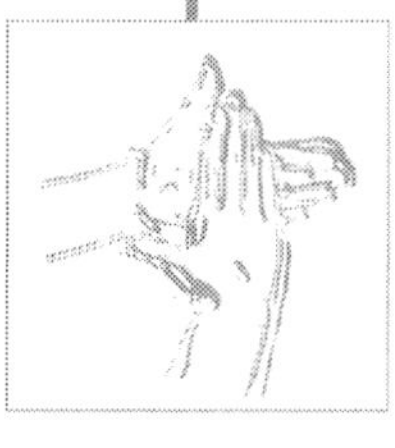

bereits gereiften Menschen. Diese kennen die Ängste des Sterbens und dem Tod gegenüber, sind ihnen aber nicht mehr unvorbereitet ausgesetzt. Sich zu üben im Sterben-Können - ganz so wie es Sokrates für die Philosophen forderte - stellt eine wichtige Ausbildungsaufgabe für alle professionellen Helfer in diesem Zusammenhang dar.

Wie sich immer wieder zeigt, sind die genannten Ängste bei Schwestern, Hebammen und Ärzten in gleicher Weise vorhanden und *meist in ähnlicher Weise verdrängt*[6]. Aus einer solchen Haltung aber wird man bei den Schwangeren die Tendenz fördern, nicht hinzuschauen und sich die Ängste tief ins Unbewußte eingraben zu lassen.

In diesem Zusammenhang kann das Thema nur angerissen werden. Allgemein aber trifft es schon zu, dass Ängste die seltsame Eigenschaft haben, kleiner zu werden, wenn man sie genau und wach wahrnimmt, und größer zu werden beim Versuch des Wegschauens. So kann das offene Gespräch - vor allem, wenn es nicht vordergründig trösten oder beruhigen will - sehr helfen. Voraussetzung ist aber, dass vor allem auch der professionelle Helfer bereit ist, sich *berühren* zu lassen.

Überwindung der Gefühlseindeutigkeit
Es ist oft mehr als nur Trauer

Jedes Gefühl ist seinem Wesen nach eine *ganze* Geste. Sie findet in den Tiefen unserer leiblichen Organisation statt. Was wir aber normalerweise Gefühl nennen, ist nur *ein* Aspekt davon, eine *Vorstellung*, die wir dann auch in Sprache fassen können[7]. Der Traum, der sich auf der gleichen Schicht wie das ursprüngliche Gefühl bewegt, offenbart ja gerade dessen Natur: Widersprüchlichkeit, Vielfalt, Uneindeutigkeit.

So sind die Gefühle der Eltern, die ein Kind verloren haben, eben auch nicht nur Trauer und Entsetzen. Es ist eine ganze Schar von Gefühlsregungen, von denen *eine* Trauer und *eine* Entsetzen sein kann. Die Umgebung erwartet aber nichts anderes als das. Der Gewohnheitsmensch in uns erwartet ebenfalls nichts anderes als das. Die Komplexität der ursprünglichen Gefühlsbewegung kann ich aber nur wahrnehmen, wenn ich meine Aufmerksamkeit darauf richte und zunächst darauf verzichte, gleich benennen und kennen zu wollen, was ich an mir erfahre.

Sich *leicht* zu fühlen beim Denken an das Kind ist nicht ungewöhnlich, im Gegenteil: auf Nachfrage und mit Hilfe des geschaffenen Freiraums erleben das viele Paare so. Wer aber würde sich selbst gegenüber trauen, solche Gefühle zu haben. Wer erst recht würde sich trauen, über solche Gefühlsanteile zu sprechen. Nicht einmal Partner untereinander gestehen sich so etwas zu und ein.

Hier braucht es aufmerksam freilassender Zuhörer. Gute Freunde, die nichts von einem erwarten, einem in einer solchen Situation alles schenken wollen, tun gut daran, nicht *etwas* zu geben, zum Beispiel tröstende Worte oder Handlungsvorschläge, sondern viel mehr vorurteilsfreie Achtsamkeit zum Geschenk zu machen. Das ist auch die Aufgabe der professionellen Helfer. Erst einmal ihre eigenen Gefühle in ihrer Komplexität und Widersprüchlichkeit kennen - und akzeptieren - zu lernen. Und dann der Schwangeren oder dem Paar den Spielraum aktiv zu schaffen, in dem sie dann die Vielfalt *ihres* Gefühlslebens erfahren können. Weder Trauer noch Betroffenheit helfen den Eltern. Die unverstellte Bereitschaft, sich zu öffnen und selbst betreffen zu lassen, ist das, was jetzt am heilsamsten ist.

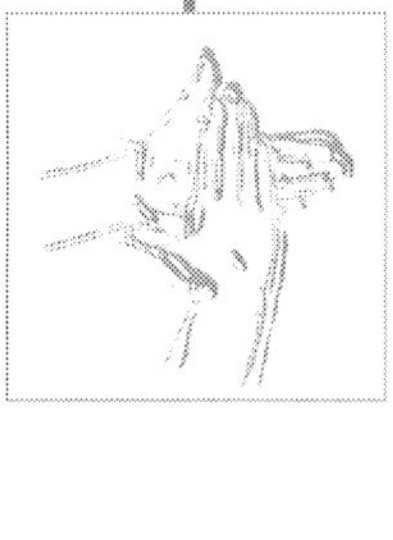

Der rechte Zeitpunkt für das Begegnen

Wenn das verstorbene Kind auf der Welt ist, besteht die nächste große Hürde darin, sich von dem Kind zu verabschieden. Wir verabschieden uns nicht, wenn wir belanglos von der Tür aus, im Gehen, *tschüss* rufen. Das würde nicht einmal der 16-jährige Flegel tun, wenn er auf Weltreise geht.

Vielmehr schauen wir uns an. Wir vergewissern uns: wer bis du? Ich will es nicht vergessen, wie du aussiehst und wie du schaust! Wir nehmen das Bild des Anderen in unser Innerstes auf. Wir wenden uns ab - und noch mal und noch mal hin: ein letzter Blick, Unsicherheit im Herzen über das Werden der Zukunft.

Nicht anders geht es uns mit dem verstorbenen Kind. *Wir müssen uns von ihm berühren lassen, indem wir es berühren, damit wir es loslassen können.*

Viele, die gerade neu bekehrt sind darin, dass die vertraute »Versorgung« und »Ruhigstellung« ebensowenig adäquat sind wie das früher übliche problemlose »Entsorgen des Materials«, neigen manchmal dazu, hier des Guten zu viel zu tun. Wie das Frischbekehrte ja meistens machen. Gleich wie bei der Mitteilung der Diagnose gibt es einen Punkt, an dem im wachen Wechselgespräch (der Blicke, Gesten und des Redens) deutlich wird, dass die Frau / das Paar bereit ist dafür.

Der abstrakte Hinweis darauf, dass es sich als wichtig erwiesen hat, das Kind noch einmal zu sehen, wird im Kopf gehört und im Bauch abgelehnt. Nur wenn einer selbst das Ringen um Fassung in sich zu spüren zuläßt, und seine Worte ihm nicht wie automatisch zu Verfügung stehen, wird er horchsam sein können auf den rechten Augenblick, um es anzusprechen, und den rechten Zeitpunkt, es zu ermöglichen.

Der Hinweis auf schwere äußere Veränderungen bei länger zurückliegendem Tod oder Mißgestaltungen wird oft doch dann zum Vorwand, der bloß theoretischen Einsicht nicht und der inneren Skepsis mehr zu folgen. Auch schwerst mißgebildetete Kinder und bereits massiv veränderte Totgeburten können immer so angezogen, in Tüchern gelagert und gehalten werden, dass auch empfindsame und ängstliche Eltern es gut annehmen können.

Leider kennen manche Ärzte und Hebammen ihre eigenen Ängste noch nicht gut. Dann neigen sie dazu, die Frauen vor dem Kontakt mit dem verstorbenen Kind bewahren zu wollen, weil - meist ja (im eigenen Erleben) gerade nur diese eine Frau, *die aber dann* unvermerkt *zur Regel wird* - es angeblich nicht verkraften könne. Beruhigungsmittel haben fast allein die Funktion, den Arzt zu beruhigen, nicht die Frau. Nicht ohne Grund wechseln viele Frauen ihren Frauenarzt nach Fehlgeburten und Totgeburten erfahrungsgemäß häufig, wenn sie sich in dieser Weise »abgespeist« fühlen. In dieser Grenzsituation offenbart sich die tragfähige oder eben brüchige Grundlage des Vertrauensverhältnisses zum Arzt. Ärzten ist oft antrainiert worden, sachkundige Helfer in allen Situationen sein zu müssen und auch dann noch so aufzutreten, wenn es inhaltlich nicht mehr stimmt. Es gehört einiger Mut dazu, dann nicht mehr und nicht immer der überlegene Wissende und der professionell regelnd Handelnde zu sein. In dieser Situation braucht es das viel weniger. Es genügt schon, sich selbst gegenüber ehrlich zu sein und sich - auch in seiner Hilflosigkeit - nicht zu verstellen.

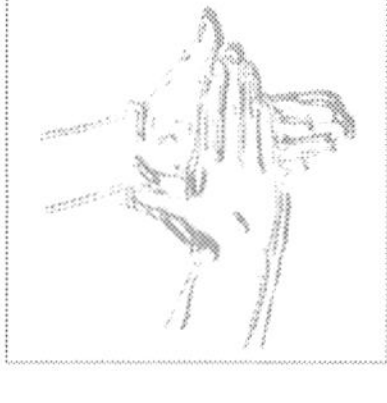

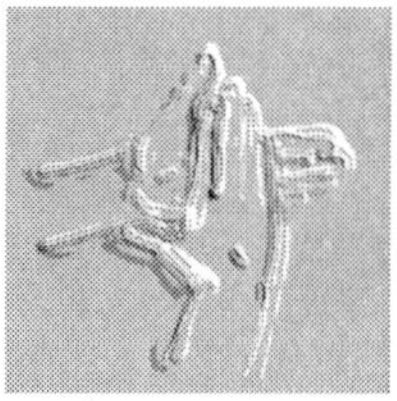

Kapitel 2
Vor dem Lösen: Berühren

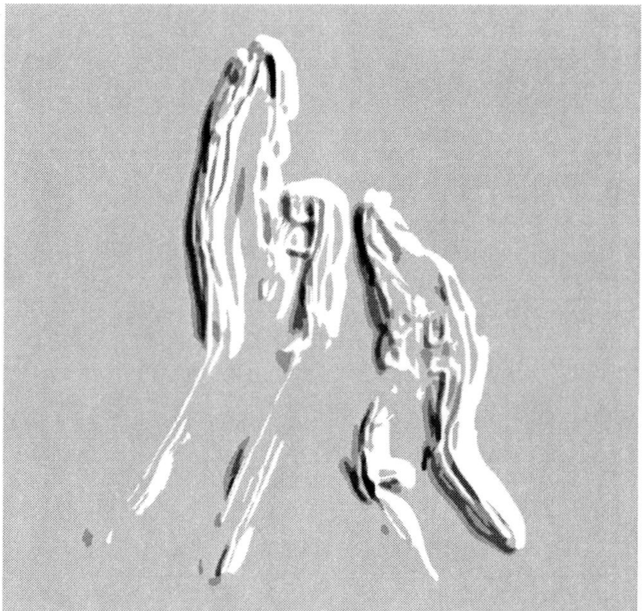

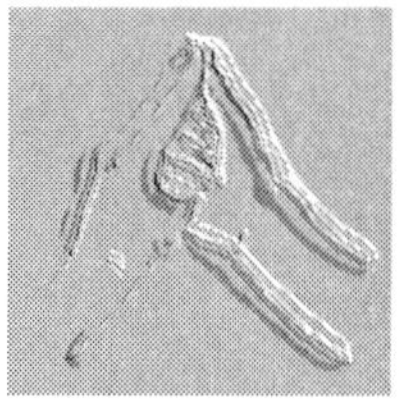

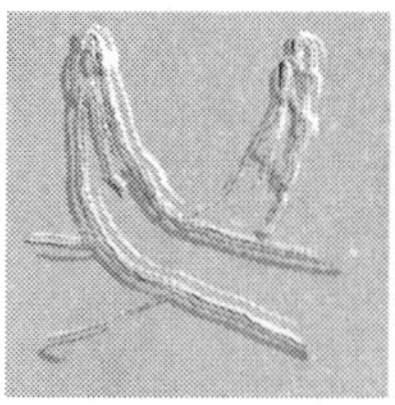

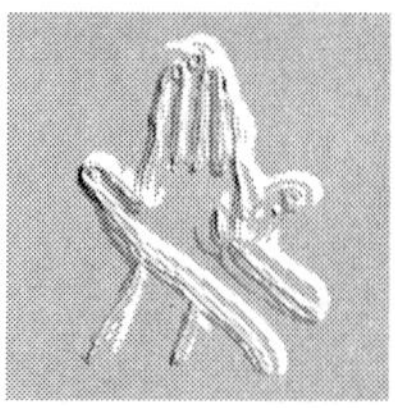

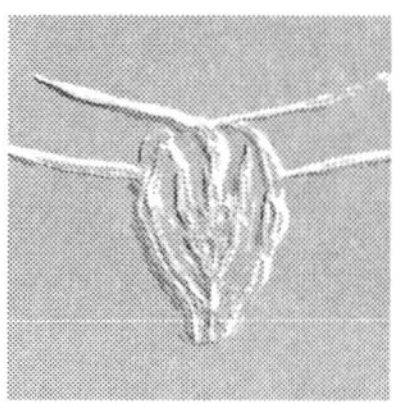

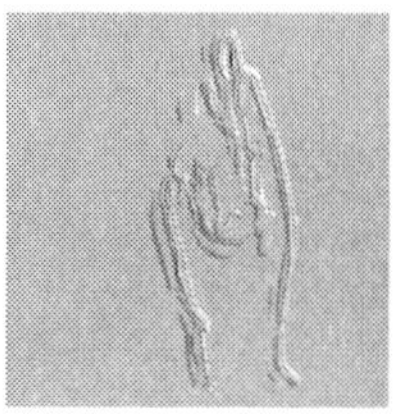

Vor dem Lösen: Berühren

*»Es bleibt noch immer die Frage: »Wer bin ich?«
Die Indianer der weiten Prärien wußten es:
»Ich bin all die Kräfte und Dinge, die ich berühre.«*

Heinz von Foerster

Das Kind hat, je nach Schwangerschaftsdauer und Intensität des Erlebens, mehr oder minder deutlich als inneres Bild im Bewußtsein der werdenden Eltern gelebt. Es haben sich Vorstellungen um das Kind gebildet, es trägt vielleicht schon einen Namen oder einen Kosenamen. Nun ist es geboren und lebt nicht.

In einem Teil unseres Wesens wollen wir die Vorstellungen behalten und keineswegs dem realen verstorbenen Kind begegnen. Zu schmerzlich ist die Realisierung der Tatsache, wenn sie im Konkreten erlebt wird. Es besteht die unterschwellige Hoffnung, die im Bewußtsein erlebten Bilder behalten zu können und so Trost zu erfahren durch diese Illusion.

Aber die Erfahrung hat gezeigt, daß dies so nicht ist. Mit dem Ausklingen der angehobenen Seelenlage der Schwangerschaft verlieren die Frauen auch ihre »Hellfühligkeit«, die sie einerseits »die Flöhe hat husten hören lassen«, die sie so empfindsam und empfindlich gemacht hat, die sie aber auch ein wenig »mit dem Himmel« verbunden hatte. Diese Veränderung geht einher mit der Rückgewinnung der eigenen Leibesgrenzen, mit dem »Verschließen« der Sphäre des Kindes gegenüber. Gerade noch ließ der mütterliche Organismus die unglaubliche Leistung (vor allem seines Immunsystems) zu, einen fremden Organismus zu tolerieren (ohne Immunsuppressiva[1], wie sie sonst bei fremden Organen die Regel sein müssen).

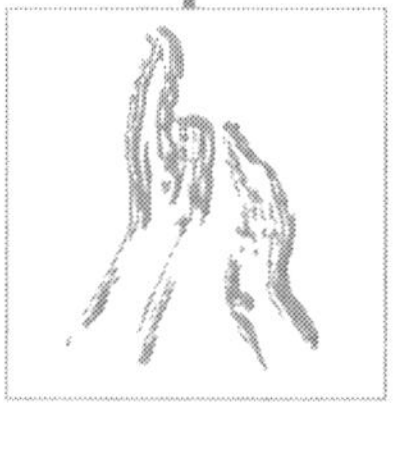

Jetzt sucht und findet die Frau wieder ihre eigenen Grenzen. Und mit den Grenzen verschwindet die Wahrnehmung jenseits dieser Grenzen. Alles so sicher Gefühlte über das Kind entschwindet und zurück bleibt die Leere, nichts von ihm mehr zu haben, an das sich die Trauer wenden könnte. Beim erwachsenen Verstorbenen haben wir die gemeinsamen Erinnerungen eines Lebens, die wir heraufrufen können, wenn wir an ihn denken und uns nach und nach von ihm verabschieden wollen.

Vom Kind aber haben wir keine Erinnerung an Tatsachen und Erlebnisse, sondern nur an unsere Vorstellungen, die wir nie gemeinsam prüfen und einordnen konnten. So droht das Kind zu »entschwinden«, irreal zu werden. Die Trauer findet ihren Inhalt nicht und wird bezugslos. Wenn ein Gefühl keinen Gegenstand hat, an dem es sich entzündet, beginnt es zu »vagabundieren«, sich zu richten, auf was immer gerade in die Wahrnehmung tritt.

Für Außenstehende und mit der Situation Unvertraute kann es sehr seltsam anmuten, wozu sich Frauen und zum Teil auch beide Partner »versteigen« können in einer solchen Lage. Häufiger aber machen Frauen diesen Prozeß alleine durch und der in diesem Falle »außenstehende« Partner reagiert nach anfänglichem Unverständnis mit Ärger und Rückzug, wodurch dann das Gefühl der Trauer realen, aber doch verdrehten, ja fast ver-rückten Inhalt bekommt.

Deshalb ist es so bedeutend, dass die Belege dafür, dass das Kind *da* war, in einer Zeit gesichert und den Eltern zugänglich gemacht werden, wo dies noch unschwer möglich ist. Nach Wochen oder Monaten aus den Gewebeteilen einer späten Fehlgeburt noch ein »Kind« zu rekonstruieren, ist möglich, wird gemacht, erscheint aber von Aufwand und Problematik unnötig, wenn die ersten Schritte angemessen eingeleitet werden.

Ganz allgemein ist es ja nicht im Bereich des Möglichen, sich von etwas zu lösen, was man nie richtig zur Verfügung hatte. Wie schwer fällt es Menschen, sich in den Schlaf zu lösen, wenn der Tag sie nicht erfüllt hat. Wie schwer fällt es Menschen, sich von der Jugend zu lösen, wenn sie nie die Jugend wirklich (aus-)gekostet haben und davon satt geworden sind. *Erst muss ich etwas gehabt haben, bevor ich es lassen kann.* Das gilt allgemein, es gilt besonders hier, wo ein wirkliches Haben des Kindes gar nicht mehr möglich sein wird. Die Beziehung zu einem verstorbenen Kind wird nie den Charakter annehmen können, den die Beziehung zur biographischen Entwicklung dieses Kindes genommen hätte. So ist es notwendig, alles dafür zu tun, dass die Eltern ihr Kind *haben* können, so gut die Umstände dies zulassen.

Das Kind berühren

Am dichtesten wird für uns wirklich, was wir berühren können. Träume ich? Berühr mich, besser: füge mir Schmerz zu, dann weiß ich, daß ich da bin. Das Kind, in überkommener und doch noch nicht seltener Weise - um die Mutter zu schonen - in Vollnarkose geboren, ist nicht greifbar. Ich kann es nicht begreifen. Ich bin leer geworden, ohne dass vor mir, in meinen Armen, ein Kind liegt, zu dem ich im Sehnen aus dieser Leere heraus in Beziehung treten kann.

Der wache Verstand ist eines, unser unterschwelliges Gefühlsleben ein anderes. Ich weiß, dass ich schwanger war, weiß, dass das Kind nicht mehr lebt, weiß, dass es als »Material zur Pathologie geht«. Mein Fühlen aber fragt, versteht nichts, braucht greifbare Wirklichkeit, um sich zu finden.

Um Raum für ihr Kind zu schaffen, tritt die Schwangere ja leiblich und seelisch zurück: sie nimmt in einem gewissen Sinne die Haltung eines Kindes von etwa drei Jahren ein (um Mißverständ-

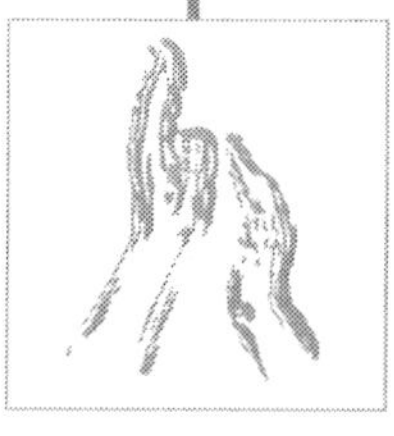

nissen vorzubeugen: nicht als ganzer Mensch, aber in Bezug auf das Werden des Kindes). Das dreijährige Kind beginnt gerade, für sich selbst zu stehen. Es beginnt, mit seinem Bewußtsein eine Schlafperiode zu übergreifen: es weiß gestern und morgen nicht nur als Worte zu unterscheiden, es beginnt dies auch zu begreifen. Wenn ein Kind in diesem Alter ein Elternteil verliert, dann ist dies in einigen wesentlichen Gesichtspunkten durchaus vergleichbar mit dem Verlust eines Kindes in der Schwangerschaft. Sein ganzes Leben hindurch *sucht* ein solcher Mensch mit der inneren Frage nach der *Wirklichkeit* des verlorenen Vaters oder der verlorenen Mutter. Je jünger das Kind gegenüber diesem Zeitpunkt ist, um so mehr wird der Verlust gar keiner sein: das für die erwachsene Vorstellung fehlende Elternteil gehört seiner Welt gar nicht mehr an, es kann durch die noch anfängliche Erinnerung nicht als Verlust vorgestellt werden. Je älter das Kind gegenüber dem Beginn der Bewußtwerdung ist, um so eher kann es ein bewußtes System der Trauer und Bearbeitung in sich finden. Das Kind in dieser Zeit bezieht noch all sein Handeln in magischer Weise auf die Ereignisse der Welt und erinnert dennoch schon über die Nacht hinweg.

Und ähnlich wie die schwangere Frau empfindet es tief innen Schuld für das Ereignis, das es nicht durchschaut und - mit allem Wissen des Erwachsenen undurchdringlich - das ganze Leben hindurch beibehält.

Aus diesem Grunde ist es so elementar, dass die Wirklichkeit des Kindes und die Wirklichkeit seines Todes erlebt, erinnert, betrauert und erst dann losgelassen werden können. Ansonsten droht das Kind zum »Gespenst« zu werden: Produkt unserer Ängste in Verbindung mit unseren alten Vorstellungen.

Ein NEIN muss kein Nein sein

Dennoch ist ein *Nein,* das Kind sehen und berühren zu wollen, nur zu verständlich. Aber ein jeder kennt dies an sich selbst. Eine unserer beiden Seelen in unserer Brust sagt »nein« und die andere meint - leiser und wichtiger und ängstlicher - »ja«. Die Helfer der Geburt brauchen hier viel Gespür, der eigenen Angst vor dem Berührtwerden durch die Situation nicht nachzugeben, und damit zu vermeiden, bereitwillig, weil die eigenen Ängste erlösend, auf ein erstes Nein einzugehen. *»Die Eltern haben ja selbst gesagt, dass sie es nicht sehen wollen«* lautet häufig der Satz, der sich selbst nicht glaubt und deshalb *etwas* zu laut und *etwas* zu aggressiv vorgebracht wird.

Ein Drängen, ein zu frühes, zu häufiges Fragen danach, kann aber auch ein Umschlagen bewirken: angesichts der Bedrängung stützt sich eine selbstbewußte Frau auf ihr Recht der Selbstbestimmung und weigert sich, nicht weil sie nicht will, sondern weil sie den Spielraum gar nicht gefunden hat, diese Frage für sich zu entscheiden. Viel besser als belehrende Worte und Hinweise auf allgemeine Erfahrungen ist es dann, eine selbst erlebte Geschichte mit all ihren Implikationen zu erzählen und sich nicht davor zu scheuen, als Mensch ganz unverstellt »in Erscheinung« zu treten. Unsere Unsicherheiten und Ängste als Helfer dürfen hier zur Sprache kommen. Authentizität, oder Stimmigkeit des Verhaltens, ist hier das Schlüsselwort.

Ein jeder Mensch hat dieses Organ für Stimmigkeit. Schwangere (und Kinder) gewichten es im Allgemeinen viel stärker.

In bester (aber gewollter) Absicht und innerlich gefühltem Widerstand wird man kein Kind erreichen. Gelangweilt wendet es sich ab von den so gut gemeinten Versuchen des Erwachsenen, es mit einer pädagogisch wertvoll erscheinenden Maßnahme ködern zu wollen.

Ärgerlich oder ängstlich wendet sich die gerade entbundene Frau von dem Ansinnen ab, das ihr auf Grund eines Wissens, das ohne innere Einsicht geblieben ist, aufgedrängt werden soll. Dieses Organ für Stimmigkeit der Schwangeren ist nicht zu unterschätzen. So ist ein bescheidener, ehrlicher und unsicherer Weg allemal der Erfüllung von allgemein als richtig erkannten Vorgehensweisen doch sehr vorzuziehen.

Ein Nein jetzt muss nicht ein Nein in einer Stunde oder einem Jahr bleiben

Und wenn es doch bei einem Nein geblieben ist, dann kann - unter den beschriebenen Entwicklungen - Tage, Wochen oder Monate später der Punkt gekommen sein, zu dem dann die Frau ganz anders beginnt, mit dieser Frage umzugehen. Das Bedauern, damals eine Gelegenheit versäumt zu haben, kann gemindert werden, wenn von den Verantwortlichen Vorsorge getragen wurde für einen solchen Fall.

Fotos des verstorbenen Kindes, nicht in medizinischer Perspektive mit Längenmaß und OP-tüchern, sondern so aufgenommen, wie man selbst auf einen nahen Verstorbenen schauen will, Abdrücke der Hände und Füße, aufbewahrte Kleidungsstücke können dann zu einer überraschend großen Hilfe werden zu begreifen, dass das Kind *wirklich* war.

Um es noch einmal zu wiederholen: unser elementares Begreifen der Wirklichkeit ist, sie (mit den Händen, aktiv) zu begreifen. Was ich in die Hand nehmen kann, bekommt für mich Wirklichkeit.

Es hat sich als sehr heilsam erwiesen, wenn Kliniken, die ja meist die Orte der (Fehl- oder Tot-) Geburt sind, sich regelmäßig auf eine solche spätere Frage vorbereiten. Die - im weiteren erwähnte und bewährte - gemeinsame Nachschau auf das Ereignis kann dann der rechte Zeitpunkt sein, zu dem die Frau ihr *Nein* wandelt und die Wirklichkeit der Existenz und die Wirklichkeit des Todes ihres Kindes auch ganz in ihr Begreifen nehmen will.

Raum schaffen - für Erleben und Begegnen

Vieles ist zu bedenken, wenn man den Begegnungsraum für Mutter/ Eltern und Kind schaffen will. Ein Raum ist ein *Raum*, wenn er schützende Wände hat. *Schützende* Wände sind nicht dünn wie Papier und nicht undurchlässig wie Beton. Ein Begegnungsraum im Klinikalltag (»Wände aus Papier«) und ein vollständiges Abschirmen der Eltern mit ihrem Kind (»Wände aus Beton«) sind gleichermaßen ungeeignet.

Räume haben eine Eigenwärme, die sich unterscheidet von der Außenwärme. Wärmend sind sie nur, wenn eine *Wahrnehmung des Wärmebedarfs* besteht. Zuviel Aufmerksamkeit (»Überwärme«) und (über-)vorsichtige Zurückhaltung (»empfundene Kälte«) können gleichermaßen den Raum ungeeignet machen.

Mit dem Raum ist - allerdings zu allerletzt - auch der äußerliche Raum gemeint; je näher an den Menschen und je weiter entfernt vom »Betrieb« ist das unlösbare Paradoxon, das um so besser dann doch - durch Menschen - gelöst wird, je weniger routiniert und alltäglich diese Situation genommen wird.

So schön eingerichtete Begegnungsräume sein können: sie verfehlen ihr Ziel nicht selten der Improvisation gegenüber, die unverstellt danach schaut, was *diese* Frau, was *diese* Eltern benötigen, und nicht, was allgemein und meistens *in der Vergangenheit* gewünscht wurde oder sich - womöglich andernorts - »bewährt« hat.

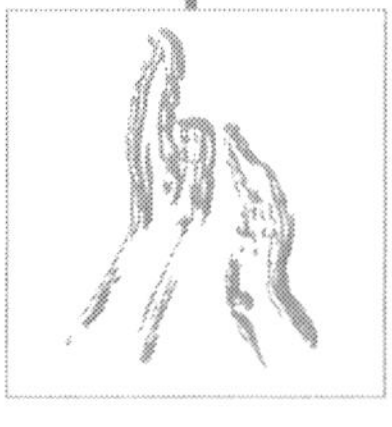

Alle Pathetik der Einrichtung und aller falscher Ernst der Atmosphäre ist fehl am Platze; Symbole sind heikel, denn sie können den einen verletzen, während sie dem andern Halt geben. Eine Kerze wird für fast alle gehen. Und doch sollte man sich rückversichern: für einen Menschen kann damit so viel mitschwingen, dass die Gefühle in einer bestimten Richtung zu stark betont würden.

Überraschend für viele Eltern ist, dass das Kind warm ist, wie schlafend wirkt. Und so sind ihre spontanen Bedürfnisse die, dem »schlafenden Kind« entsprechend den Raum zu erleben: er ist dämmrig, gehalten, leise. Das Sprechen der Helfer darf ruhig *zweimal vor dem Sprechen innerlich gehört* werden während des Gesprächs: langsam, leise und vorsichtig, mehr horchend als redend, kann eine gute Richtschnur sein.

Und danach? Nach Hause? Auf eine andere Station? Zu einer frisch entbundenen Mutter mit ihrem gesunden Kind? Zu einer Schwangeren in Erwartung? Nichts ist richtig und nichts falsch. Falsch ist nur, was meint, das Richtige zu *wissen*. Das ehrliche und offene Gespräch löst vieles. Nicht aber in einem Stil, die Verantwortung ganz auf die - hiermit gewiss überforderten Eltern - abzuwälzen. Wichtiger als das Anbieten von Alternativen, die die Mutter entscheiden soll, ist es, die *Einstellung* zu erfühlen, und daraus die Entscheidung zu treffen.

Zeit lassen - Zeit schöpfen

Vieles hat viel mehr Zeit, als man erst denkt. Keine Formalität muss von den Eltern in den ersten Stunden danach erledigt werden. Auch wenn die Verantwortlichen den »Fall« gerne »abschließen« wollen: den Zeittakt der Eltern zu respektieren erst offenbart den Takt im Umgang mit der Situation.

Auch dem Drängen derer, die für die Versorgung der Verstorbenen zuständig sind, gilt es zu widerstehen: ein verstorbenes Kind muß eben nicht nach wenigen Stunden schon in die »Kühlung«. Wir selbst haben - gleichwohl einzelne - Fälle erlebt, wo Eltern zwei oder drei Tage brauchten, um sich von ihrem Kind zu verabschieden. In einem entsprechenden Rahmen und die Weiterbildung (und inneres Einverständnis) der Mitarbeiter vorausgesetzt, kann eine solche Situation für alle fruchtbar sein.

Trauer braucht Zeit, aber sie verläuft nicht - wie immer wieder behauptet wird - in für alle Menschen gleichen charakteristischen Phasen. Es gibt eine umfangreiche Literatur darüber, wie die Phasen des Abschiednehmens normalerweise seien, was geschehe, wenn Phasen *übersprungen* und andere *vorgezogen* würden. Das mag alles für eine bestimmte Anzahl Menschen bei *nachträglicher Betrachtung* zutreffen. Für den Einzelnen jetzt, der den Weg noch *vor* sich hat, ist dies ohne jede Bedeutung. Seine Trauer ist nicht die Trauer der *Art Mensch,* nein, in *seiner* Trauer ist der einzelne Mensch *seine eigene Art.*

Zeichnet *Eigenart* gerade erst den Menschen aus, so ist *Eigenzeit* die Weise ihrer Gestaltung. Biologisch sind unsere Eigenzeiten ähnlich[2], seelisch manchmal auch[3]. Als eigenständige selbstbestimmte Wesen aber gestalten wir diese allgemeinmenschlichen Eigenzeiten gerade so um, wie es unserer Biographie und dem Sinn unseres Daseins entspricht. Niemand - von Betroffenen oder Betreuern - möge sich in die Enge treiben lassen von Untersuchungen, die zeigen, wie es normalerweise sei oder zu sein habe. Die Arbeit des Lösens gelingt um so menschlicher, je mehr sie in ureigener Weise gelöst werden kann.

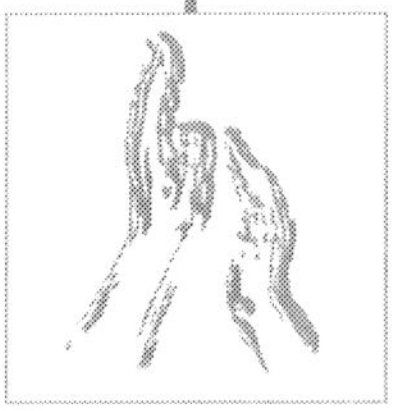

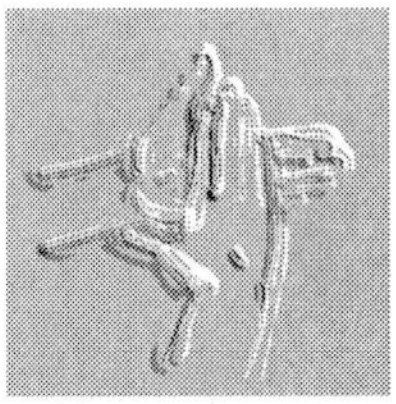

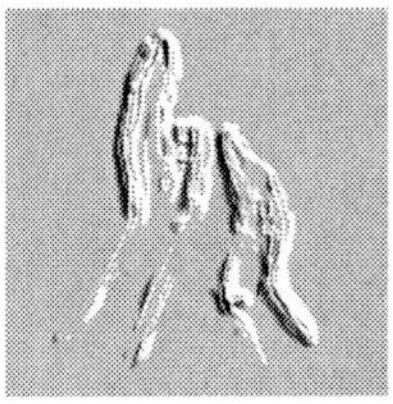

Kapitel 3
Lösen und Aufheben

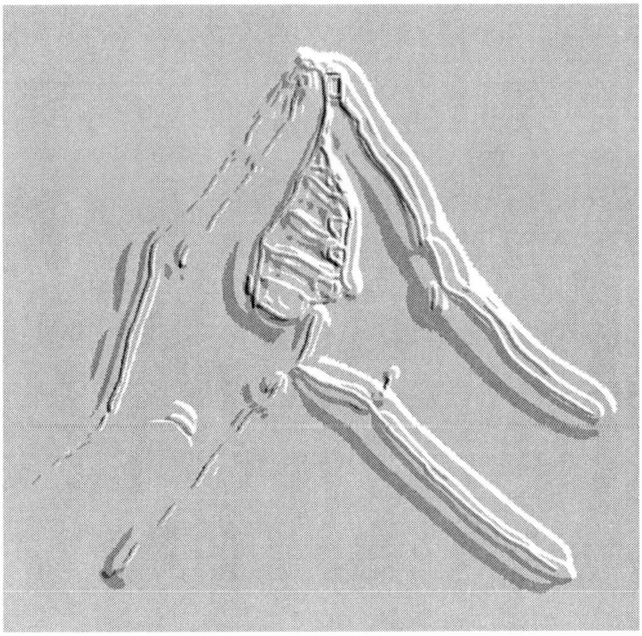

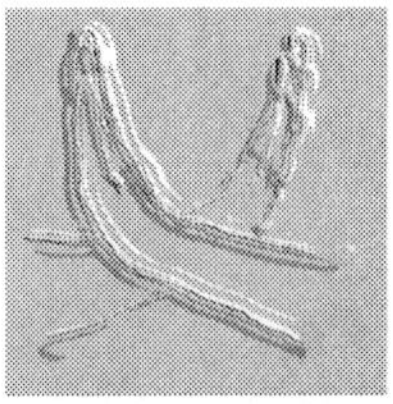

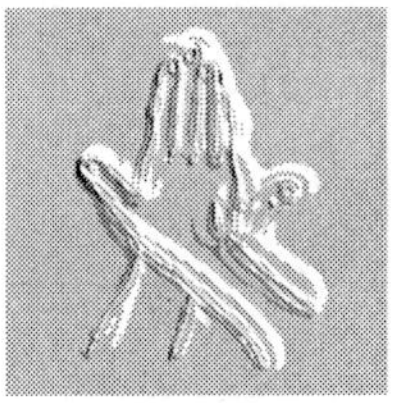

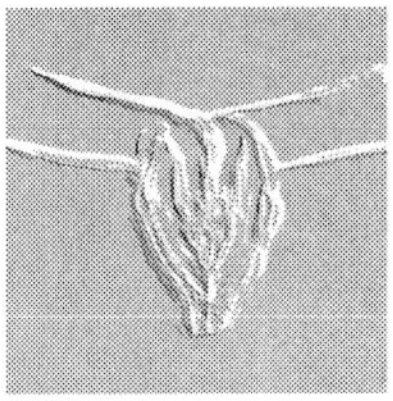

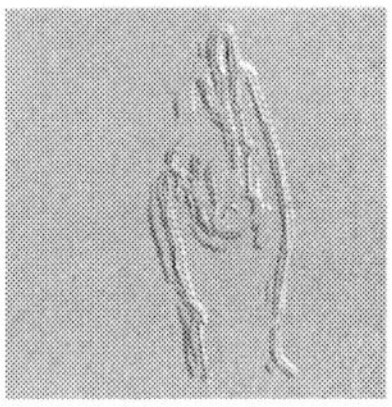

Lösen und Aufheben

Das Kind soll einmal *gehen* dürfen. Wir müssen es loslassen. Das ist so schnell dahin gesagt und wird nicht selten auch so schnell dahin gesprochen. Wir wollen das Kind doch gar nicht verlieren. Wir wollen es in uns tragen und auch noch wiederfinden, wenn wir gereift und alt geworden sind. Wir müssen also untersuchen, was damit gemeint sein kann, wenn wir davon sprechen, das Kind loszulassen.

Was soll bleiben, was soll gehen?

Das Kind ist nicht sein Leib. Das so auszusprechen ist eigentlich banal und doch notwendig. Denn wenn wir uns dem Kind nur oder weitgehend über seinen Leib zuwenden, dann wird mit dem Leib zerfallen, was wir eigentlichen bewahren wollten. Oder wir fixieren alles Wesentliche des Kindes an seine erdgebundene Existenz, die ja nun geendet hat. In einem übertragenen Sinne bestünde die Gefahr »Gespenster zu erzeugen«. Das hieße, dass das Kind ohne Chance der »Weiterentwicklung« in uns nur auf seine leibliche Erscheinungsform und die Vorstellung darüber, die wir uns in der Erinnerung bilden, beschränkt bleiben würde. Es würde durch unser Bewußtsein »geistern«, uns für lange Zeit verletzen und kränken im Erleben des Verlustes, aber doch nie als wirklich erlebt werden können.

Wenn das Kind nicht nur sein Leib ist, was ist es dann noch? Diese Frage kann niemals verbindlich beantwortet werden. Diese Frage gehört zu denen, an deren Antwort die Haltung eines Menschen erkennbar wird, nicht aber eine allgemein verbindliche Wahrheit.

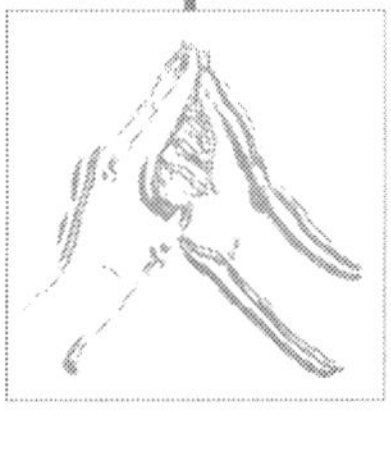

Nur Ideologen wissen hier eine Antwort, von der sie meinen, sie gelte nicht nur für sie selbst, sondern *generell* als Wahrheit für andere oder alle Menschen. Wenn einer darüber spricht, was ihn hier selbst bewegt hat und für ihn allein einleuchtend geworden ist, dann kann dies immer nur den Charakter einer »Einladung« haben für andere, auf diesem Weg sich selbst zu fragen und eine eigene Antwort zu finden. Eine solche Antwort steht dem Menschen stets frei, und doch wächst ihm aus der Antwort die Verantwortung zu, entsprechend zu handeln. Hier ist eine scharfe Trennlinie zwischen einer Antwort des intellektuellen Spiels (des Unbetroffenen) und der lebensnotwendigen Tragfähigkeit einer (selbst-) bestimmenden Antwort für den, dem das Schicksal die Frage tatsächlich gestellt hat.

Verschiedentlich aber haben Menschen eine Seinsform ihres verstorbenen Kindes *erfahren*, die nicht leiblich und nicht seelisch zu *bezeichnen* ist: man kann dieses Leben als *geistig* charakterisieren. Weit ab von modisch mystischen Strömungen erlebten rationale, im Leben stehende Menschen ihr verstorbenes Kind innerseelisch als Wesen in Stadien der Entwicklung. Dies waren nie Vorstellungen, die sie sich *über* das Kind gebildet haben, vielmehr war das Kind wie real anwesend im Handeln dieser Menschen. Und eben verblüffend genug: dieses Kind blieb dann für die Eltern über Jahre nicht dasselbe, als das sie es verloren zu haben schienen. Es entwikkelte sich.

Ob andere diese Erfahrung auch machen werden, wird nicht zuletzt davon abhängen, ob sie es zulassen können und für eine solche Anwesenheit aufmerksam und wach sind. Sie von vorn herein ins Reich der Illusion abzudrängen, entspräche ebensowenig einem vorurteilslosen Blick wie ungefragt von einer solchen Tatsache als »Wahrheit« auszugehen.

Wenn wir uns das Bild eines geliebten Menschen ins Bewußtsein holen, dann gelingt es uns ja sehr selten, sein äußeres Abbild vor dem inneren Auge zu sehen. Wir können aber seine *Weise* des Sprechens und Denkens, seinen *Gestus* des Handelns rasch in uns wach rufen: seinen *Stil.*

Wenn jemand eine besonders schöne Naturstimmung erlebt und sich von dem geliebten Menschen äußerlich getrennt fühlt, gleichwohl innerlich verbunden *weiß*, dann kann er, wenn er wach dafür ist, manchmal so etwas erleben, *als ob* der Andere dies jetzt *miterleben* könnte. Dann fühlen wir uns selbst gar nicht mehr, und an *unserer Stelle* fühlen wir den Anderen *seinem Wesen nach* in uns. Diese Schicht erkennenden Erlebens des Menschen soll hier seine *geistige* genannt werden. Was in älterer Zeit einmal *Engel* genannt wurde, ist ja eine Projektion nach aussen dieser im *Wesenstausch*[1] im Innern erlebten Instanz.

Menschen, die diese oder ähnliche Erlebnisse erfahren haben, wissen auch, dass manchmal die tatsächliche Erscheinung des Anderen, wenn er zufällig zu einem solchen Erlebnis hinzukam, fast wie eine Enttäuschung wirkte. Das liebende Herz sieht nämlich den Anderen in seinen Möglichkeiten, oder wie man auch sagen könnte: in seinem Wesen. Sein Dasein, seine Existenz als realer Mensch, aber enthält ja vieles, was an die Erde und an die jeweilige Zeit gebunden[2] ist und uns den Blick auf das Wesen eher erschwert. Deshalb werden bedeutende Zeitgenossen ja meist auch erst nach ihrem Tod »entdeckt«, weil dann das »Kleid« ihrer leiblichen Existenz abgefallen und ihr Wesen in ihrem Werk rein hervortreten kann.

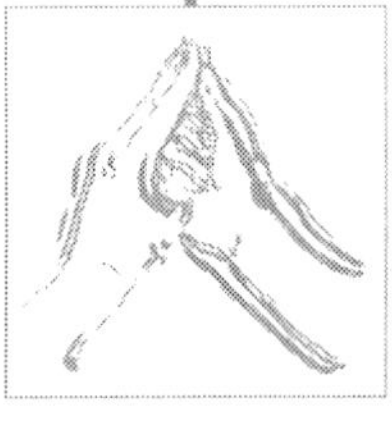

Das Kind als »Material« - die Ich-Es-Welt

Was von der Mutter geboren oder vom Arzt »entfernt« wurde, ist dieses äußere »Kleid« des Kindes, das »Material« im ureigensten Sinne: Mutterstoff, Stoff der Mutter Erde. Dieser Stoff, geformt und belebt in Hinblick auf das Erdenwerden dieses Kindes, wird nach seinem Ableben wieder der Erde eingegliedert. Wenn ich das Abbild dieses Leibes zu sehr in mein Inneres aufnehme, dann verstelle ich mir den Blick und die Möglichkeit, das überzeitliche Du des Kindes in mir zu erfahren.

Der Wiener Psychiater Viktor Frankl beschreibt mit ergreifenden Worten in seinem Bericht über seine Zeit in deutschen Konzentrationslagern[3], wie das innerseelische Bild seiner Frau ihm Kraft zum Durchhalten gab. Stets (er-)»fand« er in Krisensituationen, in den Phasen der Verzweiflung und drohenden Selbstaufgabe, seine Frau, anwesend als Quelle der Kraft und des Trostes. Er schöpfte sie in sich. Sie war »real« anwesend und »wirksam«. Er überstand sechs Jahre Konzentrationslager und fand erst danach heraus, dass zu der Zeit seiner intensivsten Erlebnisse, die er im inneren *Dialog* mit dem Wesen seiner Frau hatte, diese bereits hingerichtet worden war.

Was ihm half, war kein äußeres Abbild, keine Fotografie, sondern das Erlebnis der realen Gegenwart und wirkenden Anwesenheit des Anderen.

Das Ich-Du macht uns betroffen

So wie man das wirkliche Du nur im Innern erleben kann, so bleibt uns alles Es *gegenüber*, gegenständlich und schließlich äußerlich. Wir sprechen dann von Gegenständen, oder vom Objektiven, was ja nur die lateinische Übersetzung dieses Wortes ist. Der Leib kann nie im inneren Einssein erfahren werden. Er gehört der Welt des Es an. Aber nicht allein der Leib gehört hierzu. Alles, was einen gegenständlichen Charakter trägt oder in uns annimmt, gehört dieser Es-Welt an. Und alles, was der Es-Welt angehört, erleidet das Schicksal des Leibes. Es wird zerfallen und dem allgemeinen Stoff wieder eingegliedert.

Zu dieser Es-Welt gehören alle unsere Vorstellungen und Erinnerungsbilder an Konkretes. Wir alle wissen, wie intensiv uns ein bestimmtes Wort eines Kindes, ein Naturerlebnis berührt haben, und wir meinen, dass wir das nie vergessen werden. Und wie schnell wissen wir nicht einmal mehr Jahr und Umstände, unter denen es geschehen ist. Das Wesentliche aber bleibt dennoch, manchmal deutlicher als bei den Menschen, die sich die Einzelheiten so beeindruckend gut merken können. Manche wissen noch, worum es dem Wesen nach ging, andere hingegen wissen noch, was tatsächlich war.

Die griechische Mythologie hat dafür zwei Bilder. Wenn man den Fluß *Lethe* überschreitet und alles Wissbare vergißt, nur das Wesentliche behält, öffnet sich das Tor zum Elysium, dem Himmel der Griechen[4]. Geht man aber über den Fluß *Acharon*, und behält oder hält sich fest an allem Wissbaren, dann öffnet sich das Tor zum Hades, zur Unterwelt oder Hölle für den Menschen.

Aber nicht nur die überkommenen Vorstellungen dürfen sich nach und nach auflösen, auch alle Erwartungen der Eltern und der weiteren Familie. Sie haben mit dem Sein *dieses* Kindes nichts mehr zu tun. Alle Konventionen der Trauergefühle und Betroffenheitserwartungen dürfen sich auflösen, je nach der Zeit, die der einzelne Mensch dafür braucht.

Wenn wir also gefragt haben, was es heißt, das Kind loszulassen, dann dies: alles was nicht im Innern an die Stelle unserer Selbst

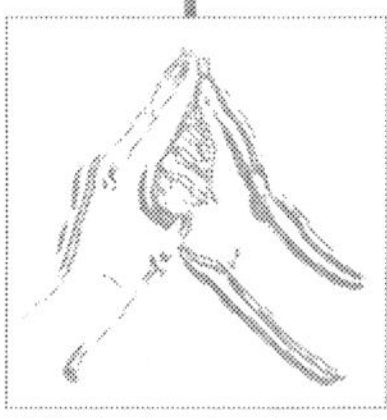

tritt, also alles, was nicht Du ist, dürfen wir im Laufe der Zeit gehen lassen und brauchen nicht bedauern oder festhalten, wenn es wegzuschlittern droht. Dazu gehören alle Dinge, die zu wissbaren Einzelheiten werden können, einschließlich der Erinnerung an unsere Vorstellungen und Erwartungen.

Es besteht aber auch die Gefahr, dass eine Fixierung von aussen gefördert wird. Die Absicht wird oft gar nicht schlecht sein. Der Hintergrund ist aber doch oft die Angst vor der Ergriffenheit, davor, sich betreffen zu lassen. So können äußere Handlungen, die sinnvoll sein können, um sich der realen Existenz des Kindes zu versichern (wir kommen später beim Abschnitt *Spuren anlegen* darauf zu sprechen), sich ins Gegenteil verkehren, wenn sie vorwiegend oder alleine zur Anwendung kommen, zu Standards werden und so gerade den Entwicklungsprozeß blockieren, indem sie die Es-Seite des Kindes überbetonen.

Die Medizin versucht als Ganzes heute die Verantwortung und Freiheit der einzelnen ärztlichen Handlung zu ersetzen durch Standards. Das vermindert die Aufgabe für den einzelnen und enthebt ihn der Verantwortung für eigenständig verantwortetes freies Handeln. Im Falle eines ungünstigen Ausgangs kann der einzelne Arzt immer darauf verweisen, dass er dem Standard gemäß gehandelt habe. Besonders beklemmend ist die Vorstellung, dass sich auch in solche Situationen menschlicher Grenzerlebnisse allgemein verbindliche oder allgemein erwartbare Handlungsabläufe einschleichen sollen. Exemplarisch: Wenn für die einen Eltern Fußabdruck und Foto des toten Kindes Hilfe in ihrer individuellen Weise des Bewältigens sein können, so wäre es fatal, wenn sie zur *einforderbaren* Regel werden würden.

Allzu schnell könnte der Trauerstandard an die Stelle des Sichbetreffen-lassens treten.

Wenn ich nicht gehört werde, bin ich taub für mich selbst

Was ist der große weite Sternenhimmel, wenn da niemand ist, der ihn sieht. Was sind da köstliche Früchte, wenn da niemand ist, der sie schmeckt. Was ist da die schönste Musik, wenn da niemand ist, der sie hört. Groß und weit, köstlich und schön wird die Welt erst durch den empfindenden Menschen.

Was bin ich als Mensch, wenn da niemand ist, der mich in seinen Blick aufnimmt, der mich hört, der mich versteht, in einem möglichst umfassenden Sinne. *Ich bin der ich bin im (mich vorurteilslos annehmenden) Erkennen des Andern.*

Wenn der Andere geht, wer bin ich dann? Ich erkenne, wenn ich erkannt werde. *So wie ich Dich erkenne, wirst Du Dich selbst erkennen.* Wenn der andere mich nicht hört, bin ich taub für mich selbst.

Wenn ein erwachsener Mensch stirbt, trage ich ihn in mir. Als Erinnerung, Band, reales Erlebnis - anknüpfend an die gemeinsame Geschichte, die mich mit ihm verbindet. Die intensivste, weil sogar die Intimität zum Partner übersteigende, Intimität ist die leibliche Verbindung zu einem Kind, eine Verbindung, die sich in unserem Fühlen nicht durchgängig, doch immer wieder zu Zeiten fast als Einheit verwirklicht. Gerade in der Frühschwangerschaft fühlt sich die Mutter eins mit ihrem Kind. Im Laufe der Schwangerschaft tritt es (»durch Treten«, also indem es zu einem Anderen wird) auch als Gegenüber ins Bewußtsein, bleibt aber doch ganz wesentlich in dieser Innigkeit weilend.

Aber welche *Geschichte* habe ich mit dem Kind gemeinsam? Wesentliche Bereiche des mütterlichen Seelenlebens sind so gestaltet, dass die werdende Mutter sich selbst erlebt als die, die von ihrem Kind erkannt wird. Wenn das Kind mich nicht mehr erkennt, wer bin ich dann?

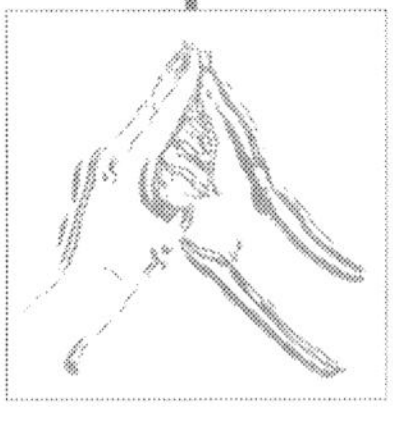

Tradionelle Rituale standen einmal an der Stelle, an der der Mensch heute als eine Eigenart erkannt sein will

Noch wenige Jahrzehnte zurück galt es als sicher, dass Neugeborene keine bewußten Emotionen aufbauen können. Man scheute sich deshalb in der Medizin nicht, kleinere Operationen an Neugeborenen ohne Betäubung auszuführen und tat den Hinweis auf das laute Schreien der Kinder damit ab, es bliebe alles noch unterhalb der Schwelle, die bewußt erlebt und somit traumatisierend sein könnte.

Wir befinden uns mittlerweile in einer Zeit, wo auf medizinischen Kongressen die Frage diskutiert wird, auf welche Weise man Ungeborene betäuben soll, wenn man sie abtreiben will. Das vorgeburtliche seelische Erleben steht - zum Glück nicht nur in dieser pervertierten Form - heute weitgehend ausser Frage.

Mit dieser Entwicklung einher geht die Tatsache, dass heute Fehl- und Totgeburten eine ganz andere und persönliche Bedeutung beigemessen wird. Bis vor wenigen Jahrzehnten spielte dieses Thema praktisch noch keine Rolle im Gespräch der Öffentlichkeit. Das Schicksal wurde, anderen Ereignissen gleich, im Stillen ertragen (ohne je bewältigt zu werden und, in vielen Fällen, ohne individuell bewältigt werden zu müssen) und aufgefangen in pragmatischen Ritualen, je nach Tradition und familiärer Einbindung. Geburt und Tod waren von klein an vertraute Ereignisse, weil sie im Kreise der Familie stattfanden. Der Tod stand nicht außerhalb des Lebens, er wurde hingenommen als notwendiger und vertrauter Verlauf des Daseins.

Das Ereignis wurde nicht in diesem Sinne als Infragestellung erlebt und wirkte nicht in dieser Form verunsichernd, wie dies heute der Fall ist.

Die der eigenen Person beigemessene Bedeutung hat im zwanzigsten Jahrhundert, vor allem in der zweiten Hälfte, stark zugenommen. Viele Menschen sind mit den überkommenen Beschreibungen nicht mehr zufriedenzustellen. Das Wertesystem, das lange die Urteile prägte, ist brüchig geworden. In diesem Zuge wuchs das Vermögen zur Freiheit vieler Menschen sprunghaft an. War der Sinn des Daseins bis dahin ungefragt und unterschwellig gegeben, so ist er jetzt in die freie Selbstbestimmung gestellt. Und viele erleben sich überfordert von dieser Freiheit, unfähig ihr einen eigenständigen Sinn zu verleihen.

In diesem Zusammenhang hat eine manchmal wie manisch wirkende Suche nach sich selbst oder nach dem *»event«*, dem »starken Gefühlserlebnis« eingesetzt. Die Esoterikwelle wie die Abenteuergrenzsuche legen davon beredtes Zeugnis ab. Wer ich bin, läßt sich für viele Menschen nicht mehr reduzieren auf die Rolle, die sie in der Gesellschaft einnehmen oder einzunehmen sich gezwungen fühlen. Sie wollen als sie selbst erkannt werden, ohne in den meisten Fällen außer dieser Sehnsucht einen *Inhalt* für diese Selbsterkenntnis zu ahnen. Die Unzahl an privater Seiten im Internet spricht eine eigene Sprache: schau her, das bin ich, kann mich jemand hören? Wenn du auf mich re-agierst, erfahre ich aus deiner Antwort etwas über den, der ich bin!

Und die Ergebenheit in ein vorausgesetztes Schicksal war noch vor Jahrzehnten eine andere. Nicht alles galt als machbar. Auch das hat sich geändert. Allen tatsächlichen Mißerfolgen zum Trotz, feiert sich die Medizin selbst in ihren Techniken als ein System nahezu unbeschränkter Machbarkeit und mehr noch: sie wird als solche von den Medien eingefordert.

Einzig vor dem Tod scheint sie (noch?) kapitulieren zu müssen. Der Tod aber wird verborgen. Wenn alles machbar ist, warum nicht auch ein Kind, ein gesundes Kind, die Garantie darauf, dass es lebt und gesund ist?

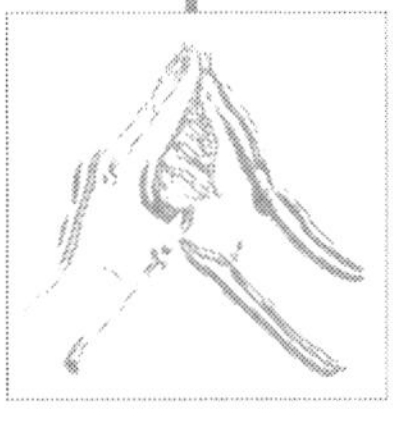

In diesem Klima ist der Verlust eines ungeborenen Kindes grundsätzlich verschieden von einem ähnlichen Ereignis vor ein paar Jahrzehnten. Wenn die Dinge machbar sind, muss es Gründe geben, warum es in diesem Falle nicht geklappt hat. Wenn sehr viel weniger Kinder von einem Paar empfangen werden, bekommt die einzelne Schwangerschaft eine viel größere Bedeutung. Wenn die Geburt der Kinder eingeplant und ihre Zeugung berechnet wird, stellt der intrauterine Tod eines Kindes eine viel weitergehendere Verletzung des ganzen Wirklichkeitsempfindens dar.

Während die Kinder noch vor wenigen Jahrzehnten »bekommen« wurden, werden sie heute »bestellt«. Wenn einer, unangekündigt, zu mir kommt, dann brauche ich mich nur in der Weise vorzubereiten, wie die Konvention dies im Falle eines überraschenden Besuches vorschreibt. Lade ich jemanden ein, hole ich ihn sogar heran, dann muss ich zuvor den Raum schaffen und einrichten für diesen Gast.

In dieser Situation befinden sich Eltern heute: sie bereiten sich - intensiv zumeist - auf die Schwangerschaft und das Kinderkriegen vor. Sie richten Beruf und Freizeit, mittel- und langfristige Planungen danach aus. Sie werden zu »Eltern«, noch lange bevor ein Kind geboren ist.

Das Gestaltungsvakuum des unausgefüllten für das Kind geschaffenen Raumes. Der unbespielte Spielraum.

Jeder kennt das leere Gefühl, das sich einstellt, wenn man sich »gerichtet« hat für einen Gast, der plötzlich ausbleibt. Um so mehr, je schwieriger es war, den Termin unterzubringen, die Einrichtung umzustellen, die Umstände zu bereiten. Es entsteht ein Gestaltungsvakuum, in das nicht einfach das zuvor Gewohnte und dafür Verschobene treten kann.

Viel mehr gilt dies noch für ein Kind: nicht auf einen Gast, auf ein Kind für die Dauer unseres Dasein haben wir uns eingerichtet. Elternschaft reicht ja meist - nicht immer gedeihlich - über die Zeit des Erwachsenwerdens der Kinder hinaus. Und die äußere Einrichtung ist in diesem Zusammenhang noch das geringste. Die innere Haltung und Erwartung auf die Zukunft hat sich verändert. Und das Kind wurde in seinem Kommen bereits erlebt. Dieses Erlebnis ist die Verwirklichung eines ganz neuen Selbstempfindens: die Frau erlebt sich von ihrem ankommenden Kind aus gesehen als seine Mutter. Zuweilen gilt dies, in geringerem Umfang zumeist, auch für den Vater, der sich im Erkennen des ankommenden Kindes als ein anderer erlebt.

Ich erlebe mich als ich im Blick des Anderen

Aussenstehende, Nicht- oder Noch-nicht-Eltern zumal, stehen oft konsterniert vor den Veränderungen, die sie an werdenden Eltern wahrnehmen können. Ganze Werte- und Bedeutungssysteme, die Jahre der Bekanntschaft und Freundschaft getragen haben, scheinen mit einem Male gewandelt. Die Vermutung, die »Hormone« seien daran schuld, weist nur auf die grundsätzliche Hilflosigkeit im Umgang mit einer solchen Veränderung hin.

Das Kind ist - von Anfang an - ein ganzer Mensch, nicht ein Häufchen Biologie, zu dem zu einem späteren Zeitpunkt Bewußtsein und Selbstbewußtsein hinzutreten. Ob die seelische Seite des Kindes notwendig auch schon für die Zeit der Schwangerschaft allein mit dem Körper des Kindes zusammenhängt, ist keineswegs so sicher, wie dies heute unser wissenschaftliches und allgemeines Verständnis davon zu bestimmen scheinen.

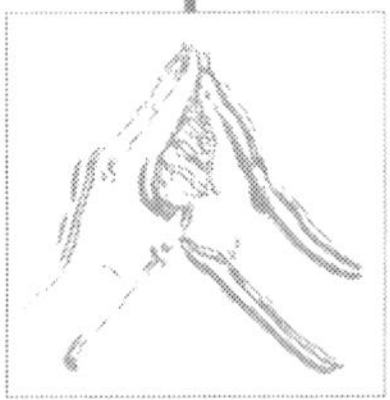

Tatsache ist, dass wir alles, was wir präpartal über das Seelische des Kindes in Erfahrung bringen, zum einen über das Seelenleben der Mutter erfahren oder aber auf Grund der *Interpretation* von Tastbefunden oder Ultraschallergebnissen im Bewußtsein des Untersuchers zu wissen glauben. Folge ich nicht einer gängigen Ideologie, sondern den tatsächlichen Wahrnehmungen, dann finde ich das Seelenleben des Kindes *in seiner seelischen Umgebung*, in jenen, die mit ihm in Beziehung stehen, nicht aber *im* Körper des Kindes.

Im Seelischen der Mutter ist dies am tiefgreifensten zu beobachten: bis in den Willen hinein spüren manche werdende Mütter ihr Kind. Gerade am Ende der Schwangerschaft, wenn der Bewegungsraum des Kindes intrauterin eng wird, berichten immer wieder Frauen davon, wie sie in ihrer eigenen Motorik so etwas wie einen fremden Willen wahrnehmen. Die ganze leibseelische Konstitution der Frau verändert sich dadurch: sie greift mit ihrer Wahrnehmungsfähigkeit viel weiter in ihre Umgebung hinein und ist aus diesem Grunde auch Einflüssen von Außen viel schutzloser ausgeliefert.

Empfinde ich mich normalerweise schon weitgehend, aber meist *unbewußt,* als der, der ich bin, durch die Wahrnehmung meiner Selbst im Anderen, oder exakter: durch meine Wahrnehmung, dass offensichtlich der Andere mich wahrnimmt[5], so ist dies in der Schwangerschaft noch einmal gravierend verändert.

Den Anderen, in dem ich selbst mich als erkannt erlebe, kann ich noch nicht als ein *Gegenüber* erfahren: ich trage ihn als Schwangere gleichsam »unter meinem Herzen«, also zutiefst *mit* mir. Wenn ich mich selbst nicht mehr erkennen kann, sofern der andere (erwachsene Verstorbene oder Getrennte) mich nicht mehr erkennt, um wieviel ausgeprägter und undurchschaubarer ist dies in dem Falle, in dem der »Andere«, der mich nicht mehr erkennen kann, in mein eigenes Bewußtseinsfeld mit einverwoben ist.

Werdende Eltern beginnen sich im »Blick des ungeborenen Kindes« zu erleben

Je offener und lernfähiger eine Beziehung zwischen den Partnern ist, um so mehr wird auch der Mann eine Wandlung in dieser Zeit erfahren, denn er selbst erlebt sich nicht mehr nur als von seiner Partnerin erkannt, sondern durch sie hindurchwirkend ebenfalls von seinem Kind. Sind die Gewohnheitsstrukturen allerdings schon stabil eingefahren, hat das Paar schon solide, unverrückbar scheinende Eigenwerte gebildet, und ist dann ein Kind auf dem Wege zu ihm, dann erleben die männlichen Partner die schwangere Frau in ihren Veränderungen oftmals als nur ungünstig verändert und nicht mehr in dem *gewünschten Maße auf sie bezogen.* Dies dürfte einer der Gründe sein, warum statistisch gesehen sehr viele Partnerschaften scheitern, wenn Paare nach längerer kinderloser gemeinsamer Zeit ein Kind bekommen.

Im glücklicheren Falle werden beide »Eltern«: für beide scheint die Welt von Kleinkindern und Schwangeren mit einem Male überschwemmt - *»werden denn jetzt plötzlich alle schwanger?«*. Zukunft bekommt ein anderes Gewicht. Vorsorgegedanken keimen auch bei jenen, die bislang in jugendlicher Unbekümmertheit durchs Leben gingen. Intimität bekommt einen anderen Stellenwert: das Kind ist wie ein rätselhaftes Geheimnis zwischen den beiden im Werden.

Wenn Eltern sich erkannt fühlen im Blick des Ungeborenen, beginnen sie selbst anders in die Welt zu schauen: sie sehen Schwangere und Kinder, schließlich aber vor allem die Zukunft ihrer Welt und ihrer Mitmenschen mit anderen, umfänglicheren Augen an.

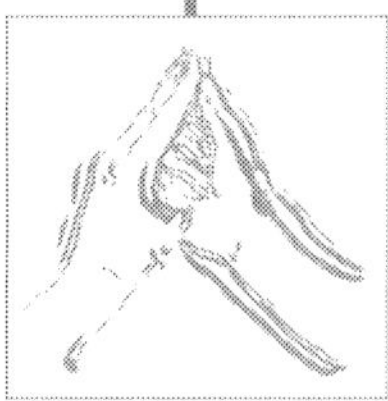

Stirbt das Kind, schaut mich keiner mehr an: und ich bin blind

Wer sind diese beiden Menschen, wenn mit einem Male, unvorbereitet, das Herannahen des Kindes jäh unterbrochen wird? Auch wenn dies als Abbruch der Schwangerschaft geschieht! Nie (auch nicht beim Schwangerschaftsabbruch!) sind Eltern darauf vorbereitet, dass das Kind unvermittelt fehlt. Dieses Kind, gewünscht oder ungewünscht, geplant oder ungeplant, war das Kind dieser Eltern. Es hat sie erst dazu gemacht. Es hat sie mit seinem Werden vorbereitet auf ein Dasein, das sich nach ihm richten wird.

Gerade wenn sie glauben, das - ihr Dasein nach ihm auszurichten - nicht verwirklichen zu können, haben sich Eltern auch gegen das Kind zu entscheiden versucht. Aber das ist nicht möglich, denn sein Sein hängt nicht von unserem Beschluss ab, nur sein leibliches Dasein. Wenn es auch Eltern, die ihr Kind verloren haben, manchmal bitter anmutet, wenn sie von Abtreibungen erfahren: die von einem Schwangerschaftabbruch betroffenen Eltern leiden, allerdings dem Alltagsbewußtsein meist verborgen, in ähnlicher Tiefe an dem Verlust.

Wenn der Raum für das Kind leer bleibt, dann ist die seelische Landschaft der Eltern wie ein frisch gepflügtes Feld, das zur Saat bereitet wurde, und auf dem nun doch nichts gewachsen ist. Etwas anderes kann ich an diese Stelle nicht pflanzen. Woanders will und möchte ich nichts pflanzen. Gelähmt und sprachlos stehe ich vor dem selbst geschaffenen Spielraum, den ich nicht zu füllen fähig bin.

Kann ich mit den Augen des in mir geschöpften Kindes wieder auf mich schauen, werde ich selbst wieder sehend

Wenn es indes gelingt, mich von der Bindung des Kindes an seine leibliche Erscheinung zu lösen, wenn ich in meiner eigenen Vorstellungskraft das Kind finde, dann wird aus ihm ein Wesenserlebnis, zu dem erwachsene Verstorbene wegen ihres erinnerbaren Abbildes leichter werden können. Regelrechter Begleiter und Tröster im Alltag kann das so innerseelisch gefühlte Kind selbst werden. Wie dies geschehen kann, wird in einem späteren Kapitel erläutert.

Auch der ferne - möglicherweise, ohne dass ich es weiß, schon nicht mehr lebende, mich aber liebende Mensch - kann in mir erlebt werden und Halt geben in der Fremde oder in der Not. Nur weil sie vom Ableben des Kindes *wissen*, schließen viele sich von einer solchen tröstenden Quelle ab.

Da das Kind in seiner ganzen Wirklichkeit heute nur gebunden gesehen wird an seinen Körper, kann es geschehen, dass Menschen die Empfindungen des im Seeleninnern lebendigen, im Äußeren verstorbenen Kindes für Einbildungen halten. Doch es besteht Hoffnung auf eine Änderung dieser allgemein verbreiteten Haltung, wenn schon die modernste Physik nicht mehr ohne das Konzept des Geistes auskommt (ein Beispiel von vielen in Penrose[8]) . Der Dreh- und Angelpunkt wird sein, von der *Möglichkeit von Bewußtsein* auszugehen, das nicht *notwendigerweise* an Materie gebunden ist.

Für viele Menschen, die sich mit solchen Fragen überhaupt nicht beschäftigen, steht das Erleben der Wirklichkeit des verstorbenen Kindes ohnehin außer Frage. Nur eingestehen wollen sie es - um nicht als naiv zu gelten - nur im sehr vertrauten Rahmen.

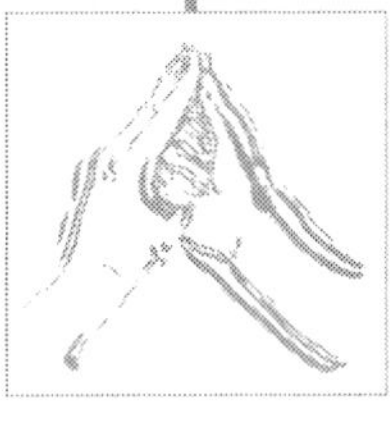

WENN ICH NUR SEINE EIGENSCHAFTEN KENNE, SO BLEIBT MIR DER ANDERE IN SEINEM WESEN FREMD UND ERSCHEINT DOCH SO VERTRAUT

Je weniger ich jedoch das Kind mit Eigenschaften ausstatte, je weniger ich Vorstellungen bilde, die doch stets mit den eigenen Erwartungen, Erfahrungen oder Befürchtungen zu tun haben, je mehr ich staunend vor der Unbegreiflichkeit des Kindes innehalten kann und es doch anwesend spüre, um so weniger stehe ich in der Gefahr, mir etwas einzubilden und damit auch die Grundlage für Unsicherheit und Zweifel zu schaffen.

Je mehr und vor allem je stabilere Eigenschaften das imaginäre Kind zu haben scheint, um so größer wird mein eigenes Zutun sein. Wenn ich jedoch seinen Charakter spüre, die grundsätzliche »Gebärde« im Innewerden seines Wesens, dann werde ich um so eher etwas erfahren von der Wirklichkeit des Kindes.

DAS KIND ALS »DU« - DIE ICH-DU-WELT

Ganz anders also als die Welt des Leibes, womit das Kind wieder Erde wird und Materie bleibt[6], ist also die Welt des Du, in der das Kind für unser Erleben auch noch weilen kann, wenn es gestorben ist. Auch wenn wir das häufig verwechseln: wirkliche Begegnung haben wir nur in einer Welt, in der uns der andere nicht mehr »gegenüber« steht.

Tat-wam-asi sagen dazu die Inder: Das bist *Du*. Nicht: Du bist so oder so, hast diese oder jene Eigenschaft, womöglich diese oder jene gute oder schlechte, das meint, von mir gewünschte oder unerwünschte Eigenschaft. Nein, Du bist nicht der Andere, du bist der *ganz Andere*[7], eigentlich immer Frage und Rätsel.

Im Du wird der Andere zum Rätsel

Solange ich Dich nicht kenne, will ich Dich kennen *lernen.* Solange ich *lernen* will, weiss ich noch nicht alles. Solange ich noch nicht alles weiß über den Anderen, solange hat er - in Beziehung zu mir - die Freiheit, sein Vermögen (seine Möglichkeiten) zu erproben und zu verwirklichen. Wenn ich ihn nur noch als *diesen* kenne, wird er sich in Bezug auf mich auch nur noch als dieser erleben können. Der Spielraum des Anderen und damit seine Wirklichkeit in der Erscheinung ist also abhängig von meiner Weise, ihm zu begegnen.

Jenseits von Kontakt, Relation oder Bezogenheit: Begegnung

Kann ich mich ganz vergessen, um aufmerksam zu werden für das Kind, das nicht mehr auf der Erde lebt? Kann ich alles, was ich bisher gedacht habe, was als normal gilt, was andere sagen, loslassen und nur darauf acht haben, was sich tatsächlich als Wahrnehmung einstellt in mir?

In dem, was wir gewöhnlich Begegnung nennen, kommt im Kontakt mit dem Andern ja meist nur eine Anregung zustande, etwas in uns, Zuneigung oder Ablehnung, verstärkt zu empfinden. Der Andere, besser: der selektive Eindruck bestimmter Eigenschaften des Anderen, affiziert mich. Da erfahre ich nur (und verstärke es noch), was ich schon selber bin. Vom Anderen erfahre ich nichts.

Aber erst einmal zieht es einem den Boden weg, es wird einem schwindelig bei der Vorstellung, man könne einmal nur auf das achten, was vom Anderen ausgehend sich in mir aussprechen will, ohne es zugleich zu bewerten. Angst, Unsicherheit, Fluchtgedanken

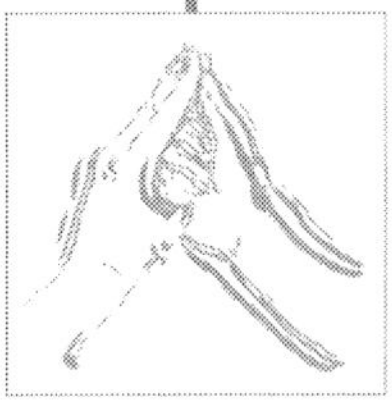

werden wir an uns beobachten können, wenn wir das versuchen. Und wir werden wenig Hilfe haben von den uns vertrauten Menschen.

Wenn sich ein kleines Kind leiblich *aufrichtet*, zum Stehen und Gehen, dann hilft ihm seine ganze Welt. Alle um es herum sind mit ihren guten Wünschen, mit Lob dabei. Auch wenn das Gehen am Anfang so viel langsamer, beschwerlicher und unfallträchtiger ist als das schon gekonnte Krabbeln: die Unterstützung dafür ist groß, weil *die Umgebung diese Fähigkeit schon beherrscht.*

Wenn wir uns seelisch *aufrichten*, in den eigenen Träumen an der imaginierten Verwirklichung großer Ideale in der Pubertät, dann ist unser Aufrichten noch geduldet. Es wird als vorübergehende Phase gewertet, die »sich legen wird« (was ja tatsächlich leider meist stimmt). Die Hilfe der Umgebung ist mäßig, aber nicht unmittelbar von Ablehnung getragen. Immerhin entstammen die Träume und Ideale dem Fundus der Welt und sind den Erwachsenen nicht grundsätzlich unvertraut, vielleicht »hatte man sie früher, in der Jugend, auch einmal«.

Ganz anders ist dies, wenn ein Mensch sich geistig *aufzurichten* versucht. Unter den Menschen findet er keine Hilfe mehr. Er wird fremd und eigenartig für die meisten. Sein einziger Helfer ist sein eigenes Gewissen in Freiheit, im Bilde gesprochen: der Heilige Geist, der sachgerecht der Paraklet, der Helfer genannt wird. Für das Kind ist dieser helfende Geist das innerseelische Bild eines *Schutzengels*; für den Erwachsenen aber ist es die immer nur für Momente mögliche Einnahme eines *Habitus*, als ob menschheitliche Ideen und Gefühlsgebärden seine Selbstbestimmung seien: er wächst über sich hinaus. Ohne eine solche Erfahrung eines helfenden Geistes kann der Mensch den Weg der Individuation, seiner Wiedergeburt im Geiste wohl kaum beschreiten.

Wenn nun jemand wirklich eigenständig *sein* Kind finden und mit ihm in Begegnung kommen und zwar nicht bleiben, so doch immer wieder kommen will, dann wird er seiner Umgebung unheimlich. Allerlei Vorwürfe, von Verschrobenheit über Sektenanhängigkeit bis zum Spiritismus werden geäußert. Nur, was will dieser *eine* Mensch wirklich? Er will nicht an den verbreiteten, sozusagen normalen, Mystizimus glauben, er will es selber wissen! Die Frucht davon kann die wirkliche Arbeit an dem Verlust und damit die sinnvolle Einbindung in das tätige Dasein dieses Menschen sein. Messen wird man dies nicht an einer (von wem?) bestimmten allgemein verbindlichen Wahrheit, sondern an der Lebenssinnhaftigkeit und -tüchtigkeit dieses einen Menschen (oder Elternpaares).

Im Du bleibt der Andere künftig: er ist ein Werdender - An die Stelle des Human Being: das Human Becoming

Wenn wir den Anderen nicht *kennen,* dann darf er so werden, wie es in *seinem* Innern stimmig ist. Damit hat er Zukunft. Alles, was ich über das Kind *weiß*, ist schon Vergangenheit. Auch sehr geistige Begriffe über das verstorbene Kind sind nicht seine lebendige Gegenwart, aus der es selbst Zukunft hat.

Wenn ich ein Jahr nach dem Verlust noch das gleiche denke, vielleicht nur seltener, dann fixiere ich das geistige Werden des Kindes in bezug auf mich an die Vorstellungen von gestern. Die Erfahrung aber zeigt, dass der vorurteilsfreie Blick in die innere Wahrnehmung hinweist auf eine Weiterentwicklung der Beziehung zum Kind, auch Jahre nach seinem Tod. Diese Begegnungen können wie richtungsweisend werden für die Menschen, die es geschafft haben, sich dafür zu öffnen.

Die Pflege der gestrigen Vorstellungen hingegen macht Menschen oft zu skurrilen Gefangenen des Schmerzes und der Trauer, unfähig die Möglichkeiten ihres eigenen Daseins noch als Keime einer Zukunft wahrnehmen zu können.

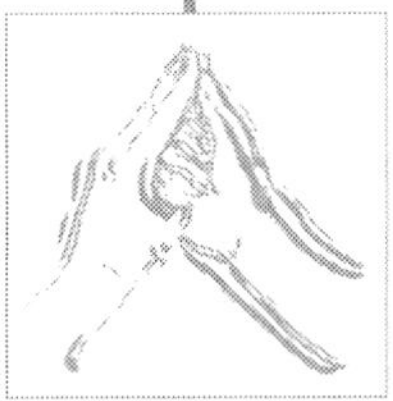

Wenn das Kind achtsam empfangen wird, dann ist in der Seele kein Schmerz mehr und keine Trauer. Erst danach kehrt unser alltäglicher Mensch »wieder zurück« und sehnt sich unter Umständen nach der leiblichen Existenz des Kindes. Aber jetzt weiß er, dass er den Weg zum Kind finden kann, und es nicht endgültig verloren ist durch sein Ausscheiden aus dem Weltgeschehen.

In Liebe den Anderen seinen Weg gehen lassen

Die Abbildung ist eine Darstellung des Meisters von Zwolle aus dem 13. Jahrhundert: sie zeigt den gütig liebevollen Blick einer Mutter auf ihr Kind, das *sich* offensichtlich vorgenommen hat, ein sehr schweres Schicksal auf sich zu nehmen: *sein und anderer Menschen Kreuz zu tragen.* Und sie läßt, liebevoll und haltend im Blick, das Kind mit ihren Händen los. *Sie hält es gerade noch so viel es braucht.* Sie hält es aber nicht *bei sich* und nicht *zurück.* Mit loslassender *strahlender* Wärme umhüllt sie seinen Weg *vorwärts.*

Wir überschauen den Schicksalsweg nicht. Wir wissen den Sinn des frühen Todes dieses einen Kindes nicht. Und erst einmal erscheint auch jeder Sinn zu fehlen. Im Vertrauen aber auf den uns unbekannten Eigenwillen des Kindes, der in der achtsamen Begegnung ahnend gefühlt werden kann, kann ich es seinen Weg gehen lassen, ohne ihn kennen zu müssen.

»Wollten Sie, jetzt, da Sie wissen, dass das Kind noch vor seiner Geburt gestorben ist, dann lieber nicht schwanger gewesen sein, wenn Sie es zuvor gewußt hätten?« Ich habe diese Frage betroffenen Frauen oft gestellt. Praktisch immer war, über den Schmerz und die Trauer hinaus, doch die sichere Antwort: »Ich verstehe es zwar nicht,

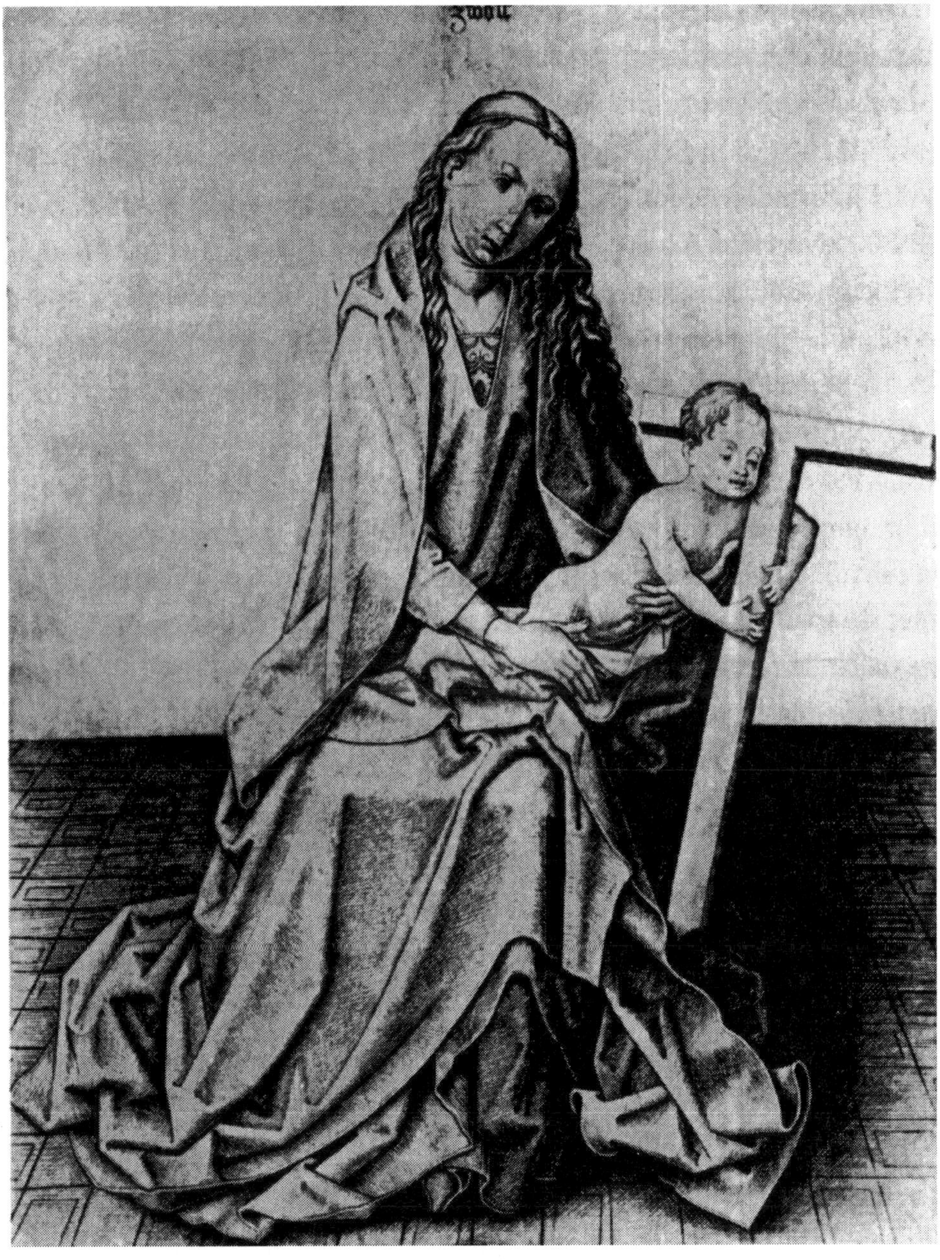

aber ich hätte es nicht anders gemacht.« Und dann kehrt erschrokken oft der Alltagsmensch zurück und setzt nach: »Vielleicht hätte ich (...dies oder das äußerliche...) anders gemacht.« Das sind dann Einzelheiten, die Belastung, Diagnostik und anderes betreffen.

Wenn dann im Einzelnen diese Punkte meist kaum wirkliche Bedeutung haben, so zeigen sie doch zweierlei. Das Kind hat ein Schicksal. Das Schicksal aber ist keine deterministische Bindung. Alles Schicksal hat seine Grenze an der menschlichen Freiheit, die die Schicksale miteinander verknüpft. Was wir heute tun, wird morgen zur Wirkung in der Welt und damit übermorgen auch zur Rückwirkung auf uns. In diese »Rückwirkung« ist das Handeln all derer mit eingeschlossen, die in Freiheit oder Fremdbestimmung sich damit verbunden haben. So begegnet mir mein eigenes Tun wieder als Schicksal, aber *im webenden und doch gewebten Netz aller Schicksale* der beteiligten Menschen.

Wenn wir das Kind loslassen wollen, dann können wir es nicht *schicken* in das Paradies, das wir ihm wünschen. Wir müssen es loslassen auf seinen eigenen Weg, der beschwerlicher sein kann, als wir es für unser Kind gerne hätten. Friede kehrt erst in die Seele ein, wenn sie *einverstanden* ist mit dem, was sie so schmerzt.

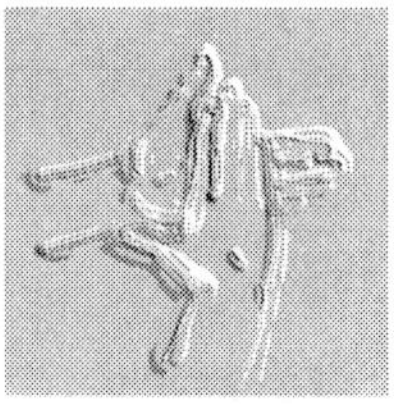

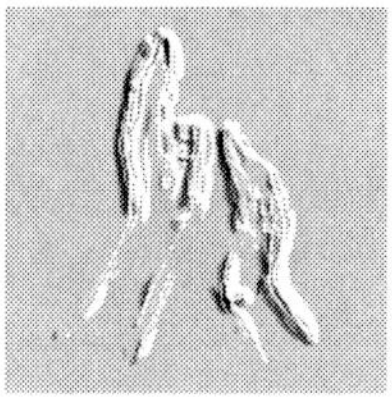

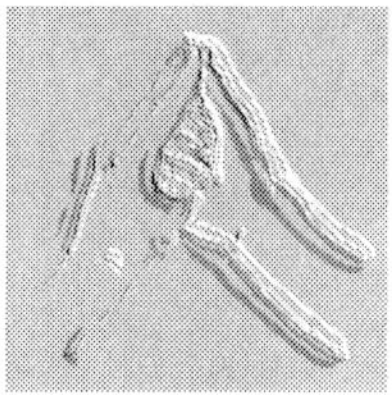

Kapitel 4
Bleibt etwas? Die Entscheidung

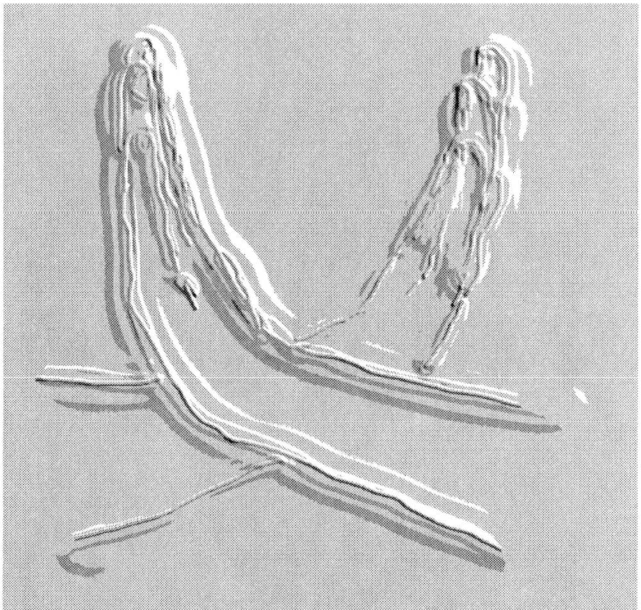

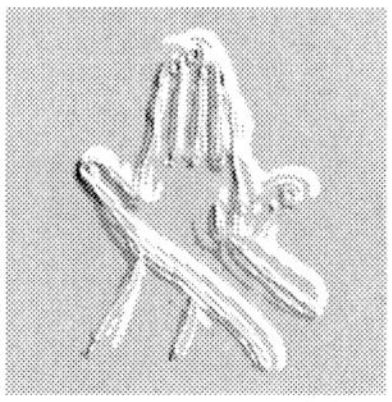

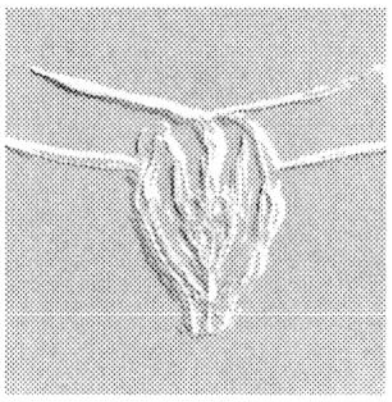

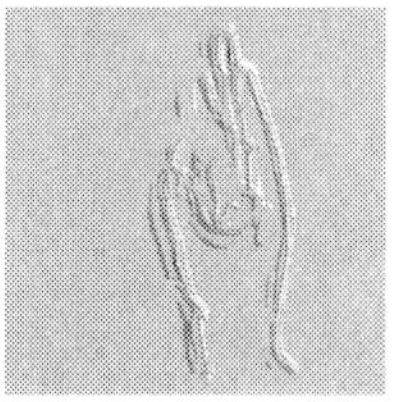

Bleibt etwas? Die Entscheidung

Lege einem Menschen einen Stein in den Weg: gerade dadurch wird er Mensch, dass er diesen Stein wegzuschaffen versucht. Je ***konkreter*** der Stein, an dem er seinen Fuß stößt, um so fruchtbarer wird seine Tat sein. Je *diffuser* das Hindernis, um so größer die Gefahr, zu glauben, etwas weg geräumt zu haben, was es so gar nie gab.

Lege einem Menschen die Phantasiegebilde seiner eigenen Vorstellungen, seiner Ängste und Illusionen in den Weg, und du wirst ihn hilflos um sich schlagen sehen, wie Don Quichote, der gegen die von ihm selbst hervorgebrachten Feinde in Form der Windmühlen kämpft: eine Karikatur der Emsigkeit, in einer Sackgasse seiner Entwicklung zum Menschen.

Wenn wir fragen: *was bleibt vom Kind?* - dann ist dies gerade die Frage nach der Doppelnatur des Menschen. Womit schaffen wir konkrete Steine, die wir überwinden können? Womit schaffen wir »Gespenster«, mit denen wir uns herumschlagen, ohne ihrer je Herr zu werden?

Es gibt in der Mathematik seit dem 19. Jahrhundert die wunderbare Erfindung der imaginären Zahl. Diese Zahl »gibt es nicht«. Sie hat auch »keinen Wert«[1]. Aber ohne diese Zahl, die man am Anfang eines Rechenprozesses einfügt, und *vor* dem Schlußstrich entfernen muss (denn in der Wirklichkeit hat diese Zahl tatsächlich keinen »Wert«), könnten die meisten technischen Ingenieurleistungen in der Welt gar nicht berechnet werden.

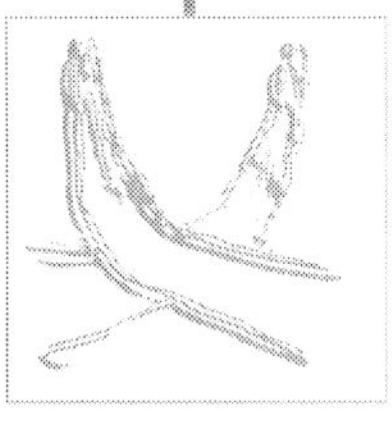

So ist es mit vielen Dingen, die fruchtbar sind: Wir müssen sie *einführen*, damit *umgehen*, dürfen aber daran *nicht kleben* bleiben, denn sie haben Bedeutung nur für den Prozess, nicht aber einen eigenen Wert.

Dieser Gedanke soll als Leitschnur hinter all dem stehen, das im Folgenden geschildert ist. Alle diese Dinge wie Namensgebung, Spurensicherung, Trauerorte und Rituale sollen doch im Grunde nur Konkretisierungen sein: Schutz vor den Gespenstern einer ungeführten Phantasie. Aber eben *dann* auch Steine, die es wieder wegzuräumen gilt! *Ohne* sie bleibt das Kind in der Sehnsucht verhaftet, *mit* ihnen auf Dauer binde ich selbst mich an vergangenes Dasein.

Die Namensgebung

Selten hat das Kind bereits einen Namen getragen, wenn es vor der Geburt verstorben ist. Im allgemeinen waren es auch allgemeine Namen, die die Eltern ihrem Kind gaben, wenn sie es ansprachen: »Schatz«, »Kleines«, »Liebling«, »Kind«.

Aus dem, was in den Eltern selbst bewegt wird, in der berührenden Begegnung mit dem toten Kind, kann ein Name *reifen* für dieses Kind, so wie es *ist* zu diesem Zeitpunkt. Es empfiehlt sich nicht, damit lange zu warten. Die gesetzlich vorgeschriebene Frist zur Namensgebung bei lebend geborenen Kindern von sieben Tagen kann ein guter Anhaltspunkt sein. Nach jeweils einer Woche sehen wir seelische Prozesse in jeweils einem etwas anderen Lichte. Dann »erscheint« uns das Kind bereits in anderer Weise im inneren Bild.

Der Name aber ist ein Gedenkstein. Ein Stein, der gleichwohl das Kind bezeichnet, das *starb*, nicht das Kind, das sich im inneren Erleben der Eltern weiter entwickeln kann. Ich müßte sonst dem Kind jede Woche einen neuen Name oder gar keinen geben. Zur Orientierung in der Zeit gehört aber der Name zu dem Ereignis.

Je weniger man sich leiten läßt von Moden oder Traditionen, je mehr der Name die Bezeichnung des gefühlten Wesens in bezug auf die Zeit seiner Erdenwirklichkeit ist, um so fruchtbarer wird er sein. Der Name ist nicht der Name des Wesens des Kindes. Der Name ist der Name des Kindes, das auf dem Weg zur Erde war. Das ist immer nur *ein* Aspekt seines Wesens. Es ist das, was in dieser Zeit von ihm *gesehen* werden konnte von den Menschen, die *da* waren. Deshalb ist der Name Gedenkstein im doppelten Sinne: Bezeichnung des Gewordenen und Anlaß zur Überwindung in Hinblick auf das Künftige.

Am schwersten wird die Namensgebung wohl den Eltern fallen, die ihr Kind durch einen Schwangerschaftsabbruch verloren haben. Zu groß wird oft die aufgebaute Distanz sein, die notwendig war, um sich überhaupt zu diesem Schritt entschließen zu können. Gerade aber in solchen Fällen wird das gespenstische »Herumschlittern« der Gedanken, die von Schuldgefühlen unterwandert sind, nur aufhören können, wenn es gelingt, sich ganz dem Kind, und damit der eigenen Verantwortung zu stellen.

Das wird selten in der ersten Woche nach dem Abbruch gelingen. Oft kommt es erst in Frage, wenn die *Wirkungen* des unterschwelligen Beschäftigens sich als Symptome der Beeinträchtigung des Alltags zeigen: als medizinische oder psychologische Probleme. Auch hier empfiehlt es sich nicht, dem Kind denjenigen Namen zu geben, wie man ihn Monate und Jahre später fühlt, sondern die Empfindungen der ersten Zeit nach dem Abbruch so - unter Zuhilfenahme der Phantasie - wieder aufzubauen, dass der Name das Kind zum Zeitpunkt seines Todes meint.

Die Individualität eines Menschen entzieht sich unserem Begreifen, nicht aber unserer Erfahrung. Das konkrete Kind kann man am ehesten ein Individuum seiner *eigenen Art* nennen. Sein Wesen, seine Individualität, kann als die Quelle in der Zeitlosigkeit betrachtet werden, der die Individuen in der Zeit entspringen, und die mit ihrem Wirken das Selbstbewußtwerden des Wesens ermöglichen.

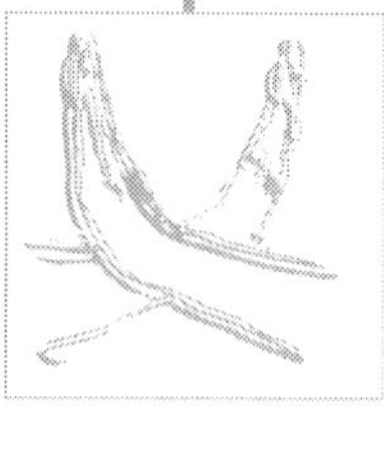

Der Name meint das Individuum, den Aspekt. Immer mehr aber nach dem Tode wird das Kind wieder im Schoße seiner Individualität aufgenommen, und der Name bleibt nur noch Erinnerungsmal an das Gewesene und kann so in der Anschauung deutlich geschieden werden von dem, was in der Gegenwart vom Wesen des Kindes erfahren werden kann.

Orte für die Trauer - Aufgabe der Kliniken

Nach und nach wächst das Bewußtsein in den Kliniken, dass Eltern nach der Zeit der ersten Betroffenheit nach dem Verbleib ihres toten Kindes fragen. Und es wächst gleichermaßen auch die Bereitschaft, diese Frage ernst zu nehmen. Für manche Eltern ist es im Nachhinein ein grauenvolles inneres Erlebnis, ihr Kind wie Müll entsorgt zu wissen.

Es ist bestimmt nicht zu weit hergeholt, wenn man die Entwicklung einer menschlichen Kultur an dem Umgang mit ihren Toten mißt. Man denke nur einmal an griechische Tragödien oder einige Geschichten des Alten Testamentes, in denen die Nichtbestattung der Toten als eine der härtesten Strafen im persönlichen Bereich und ganze Völker betreffend begriffen wurde. Und daran, welche Gefahren diejenigen auf sich nahmen, die dann doch noch für ein Begräbnis ihrer Landsleute oder Glaubensbrüder sorgten.

Ein Kind - welcher Schwangerschaftsdauer auch immer - hat begonnen, die Welt der Menschen zu betreten. Es ist Mensch von Anfang an. Dies läßt sich in den letzten Jahren auch bis in die Biologie (Frühembryologie) hinein exakt verfolgen. Diesem verstorbenen Menschen können wir unsere Ehre erweisen, indem wir mit seinem Leib würdig umgehen.

Da aber das Kind andererseits noch keine Biographie hatte, ein subjektives Dasein in der Mitwelt der Menschen noch nicht begründet hat, trägt ein *gemeinsamer* Gedenkstein für die verstorbenen Kinder einer Klinik dem Charakter seines Daseins am ehesten Rechnung.

Es ist auf dem Weg gewesen, das Kind dieser betroffenen Eltern zu werden. Es ist in einem weiteren Sinne aber auch noch das Kind des allgemein Menschlichen geblieben. Darin hat es auch seine weitere Aufgabe. Dieser werden wir gerecht, wenn wir uns versammeln um eine Ruhestätte der Kinder, die in einer Klinik in einem bestimmten Zeitraum verstorben sind.

Es bedarf einer ganzen Reihe behördlicher und institutioneller Fragen, die hierfür geklärt werden müssen. Das Entgegenkommen aller Verantwortlichen und die Bereitschaft, unkonventionelle Wege zu gehen, ist im Allgemeinen hoch. Es scheint, als ob diese Frage auch die tieferen Bedürfnisse derer berührt, die sonst manchmal nicht leicht über den Buchstaben der Verordnung hinwegsehen können.

Im einzelnen sind es die Städte und Gemeinden, die die Ruhestätte als Gemeinschaftsgrab zur Verfügung stellen müssen. Kinder unter 500 g Geburtsgewicht unterliegen ja nicht der Beerdigungspflicht und haben nicht überall das Recht auf einen Grabplatz. Die pathologischen Institute müssen bereit sein, die verstorbenen Kinder aufzubewahren, Bestatter/Krematorien müssen zum Teil über ihre Vertragsgrenzen gehen, indem sie die Kremation durchführen auch außerhalb ihres begrenzten Versorgungsauftrages.

An die Gedenkstätte sind einige Anforderungen zu stellen: Zeitlosigkeit, Überkonfessionalität, Würde und Konzentration ermöglichend, Freisein von bestimmten Symbolen, die den einen erreichen, den andern zurückstoßen würden.

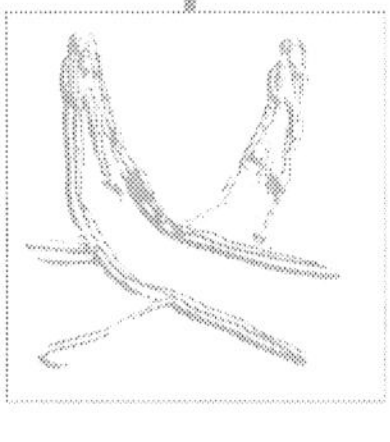

Die gemeinsame Arbeit aller zuständigen Mitarbeiter und Vertreter der Selbsthilfegruppen zusammen mit einem Künstler kann sehr fruchtbar sein, um sich erst einmal der eigenen Beweggründe, Ängste und Vorurteile bewußt zu werden. Aus dieser Arbeit wird aber auch die Grundlage der inneren Akzeptanz einer solchen Einrichtung für alle Mitarbeiter gelegt.

Was kann ich selbst tun?

Innerhalb bestimmter Grenzen unterliegen verstorbene Kinder der Pflicht, individuell beerdigt zu werden[2]. Es hat sich in vielen Fällen als problematisch erwiesen, die Grabstätte mit anderen (meist älteren verstorbenen) Anverwandten zu teilen, was vordergründig naheliegend und aus praktischen Gründen einfacher erschienen sein mag. Zu oft gehen die Wünsche zur Grabpflege und Gestaltung junger Eltern ihren Kindern gegenüber weit auseinander von dem, was gewöhnlich den älteren Verwandten gegenüber als angemessen empfunden wird. Es ist oft besser, bei nicht deutlicher Einigkeit über die wesentlichen Fragen einen individuellen Weg vorzuziehen.

Aber auch für die Mehrzahl jener Kinder, die nicht individuell beerdigt werden müssen, kann eine kleine »Gedenkstätte« in der eigenen Wohnung über die Jahre Hilfe bei der Einkehr sein. Gerade wenn eine neue Schwangerschaft ausgetragen wird, brechen viele alte Wunden wieder auf und die »gelockerte« Psyche der schwangeren Frau kann sich an einem solchen Ort oft gut »erden«, indem sie die Stadien der Trauerarbeit wieder durchläuft.

Hier kann ein Motivbild, ein Gegenstand, eine Zeichnung/Foto oder eine andere »Spur« des Kindes hilfreich sein, sich zu versichern, dass es dieses Kind wirklich einmal gab, und das ist das Entscheidende: dass es ein *anderes* Kind *ist* als das, das die Frau jetzt trägt.

Viele Ängste und tief aufwühlende Unsicherheiten beziehen sich oft auf ein neues Kind, wenn die Unterscheidung zu dem Kind, das gegangen ist, im tieferen Unbewußten nicht deutlich genug gelungen ist.

Das Unbewußte erreichen wir aber nur schwer durch Reden und Einsichten, wir dringen nicht durch mit Nachdenken oder gutem Zureden. Das Unbewußte erreichen wir oft viel mehr durch Rituale und Gefühle, die eher unspektakulär, aber immer wieder in der gleichen Weise empfunden und *gepflegt* werden.

So kann die regelmäßige innere Einkehr an einem persönlichen Trauerort oft viel mehr bewirken als alles Reden über den Umgang damit. Gleichwohl ist dies im allgemeinen für uns alle heute schwierig. Etwas Einfaches in gleicher Weise über lange Zeit immer und immer wieder zu tun, findet erst einmal gar nicht unser Interesse. Der zündende Gedanke und das stark berührende Gefühl tun das zunächst einmal viel mehr. Allein, wenn man das Heilsame dieser kleinen regelmäßigen Gebärden einmal erfahren hat, weiß man sie sehr zu schätzen.

Rituale der Erinnerung

So sind nicht nur die Orte von Bedeutung. Rituale werden von *Orten* erleichtert, sind aber nicht daran gebunden. Die traditionellen Rituale unserer Kultur sind für die Jüngeren nicht mehr gefüllt und fruchtbar. Neue Rituale zu gründen aber gehört zum Schwersten überhaupt, das sich ein Mensch heute zur Aufgabe machen kann. Einer Gruppe von Menschen mag das schon eher gelingen. Das können andere Eltern sein, die vom gleichen Schicksal betroffen sind, mit denen man sich regelmäßig verabredet und zusammen eine Gestaltungsform findet, damit das Treffen nicht ins Belanglose abrutscht, und die zarten Empfindungen eher beleidigt werden als dass sie Hoffnung machen und den inneren Willen stärken.

Es ist aber auch möglich, sich der doch - wenn auch nur mehr formal - vorhandenen Jahresfeste zu erinnern. Die traditionellen Feste sind für die meisten Menschen heute nur noch willkommene arbeitsfreie Zeit. Doch genossen werden sie hingegen in unserer Zeit eher selten in dieser sinnentleerten Form. Die Krankenhäuser, Sozialstationen, Fürsorgetelefoneinrichtungen wissen davon zu berichten, um wieviel mehr sie tätig sein müssen in diesen Tagen als an normalen Wochenenden.

Die erhoffte freie Zeit braucht einen *Inhalt,* und es gibt gerade bei denen, die ein solches Schicksal durchgemacht haben, mehr noch als sonst ein tiefes Bedürfnis nach Inhalt an solchen Tagen. Dies wird auch mit dem Freizeitangebot der Unterhaltungsindustrie nicht ganz übertönt, kommt aber nicht recht zum Bewußtsein. So taucht es eher als schlechte Laune, Unstimmigkeit und Projektion auf Partner, Eltern, Kinder oder Gesellschaft, unvermerkt zunächst, auf.

Ostern, Pfingsten, Mitsommer, Erntedank, Adventszeit und Weihnachten haben ihren ganz eigenen Charakter: die Natur zeigt es uns im äußeren Erleben, der Himmel in der Nacht läßt es uns jede Festzeit anders empfinden, unsere Stimmungslage macht die Bewegungen der Natur mit. Die Beiträge der Unterhaltungsindustrie, die Ess- und Trinkgenüsse, die veräußerlichten Rituale der Freizeit (mit dem Zwang zur Flucht vor der stillen Selbstbegegnung) aber werden sich von Fest zu Fest immer ähnlicher. Die Vorbereitung auf das Fest reduziert sich oft auf den Stress des Einkaufens und des Packens für den Kurzurlaub oder Ausflug.

Können wir unsere Jahresfeste ohne Rückgriff auf überkommene Traditionen wieder beleben? Die Verstorbenen einer Familie sind nicht selten die Vergessenen, wenn die äußere Belastung groß wird. Gerade *dann* aber kann es Sinn machen, ihrer zu gedenken.

Die Verstorbenen einer Familie mit in die Vorbereitung aufzunehmen, speziell ein verstorbenes Kind, kann hier Hilfe für die Lebenden werden. Den gestalteten Ort des Erinnerns mit der Natur der Jahreszeit zu schmücken, kann den Blick wieder öffnen helfen, was um uns herum sich ändert und vorgeht.

Die Feste sind aber viel mehr: sie sind feste Inseln im Strom einer rasch uns mitreißenden Zeit, in der wir oft nur noch zur Besinnung auf unser Wesentliches kommen, wenn wir krank werden, wir oder uns Anvertraute verunfallen oder sterben. Wir brauchen aber nicht - einem vermeintlich unabdingbaren Schicksal ergeben - auf solcherlei Unglück »zu warten«. Wir können die Festzeit als »Aussichtsplattform« benutzen lernen. Ich kann mich an Ostern fragen: was war von Weihnachten bis Ostern, was will ich von Ostern bis zum Sommer. Und hier speziell: Sind meine Gefühle und Empfindungen für das verstorbene Kind noch so, hat sich etwas verändert? Die Gewohnheit spielt uns manchen Streich, wenn wir nicht wach auf unsere Innenräume achten. Wir können uns an eine »Einstellung« der Seele gewöhnen, nach Jahren noch denken, wir seien von Schmerz und Trauer erfüllt, wenn wir nicht aktiv uns ins Verhältnis dazu setzen. Dazu können die Feste - in dem genannten Sinne menschlich gestaltet - eine große Hilfe sein.

Was hat sich in den Verhältnissen meiner Welt, das heisst geistig, geändert?

Was ist seit dem Verlust geschehen? Das Leben ging weiter. Mehr oder minder gut. Sehe ich die Dinge noch so wie vorher an? Nach einer - oft erstaunlich kurzen - »Schonfrist« erwartet die Umwelt,

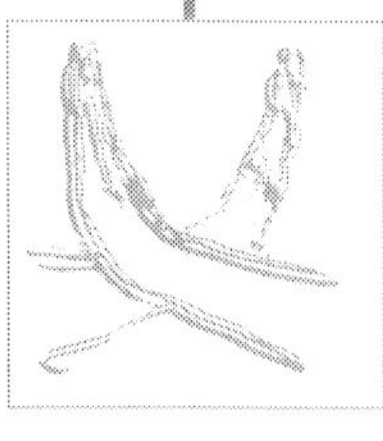

dass man darüber hinweg ist. Man soll wieder normal funktionieren. Ist das nicht der Fall, kann die anfängliche Fürsorge rasch in aggressive Ungeduld oder Hilflosigkeit oder Rückzug umschlagen. Spüren Eltern dies, oder schlimmer noch, spürt die Frau dies auch in bezug auf ihren Partner, dann ist die Bereitschaft groß, hier schnell nachzugeben und das Spiel der Veräußerlichung mitzuspielen, um nicht isoliert und zusätzlich gekränkt zu werden.

Wiederum kann hier nicht ein Ratschlag oder eine Argumentation helfen, sondern vielmehr das seelisch gegenwärtig erlebte verstorbene Kind. Sein *Tod* ist unabänderliche Tatsache. Sein Tod kann sinnlos erscheinen, weil wir ihn nicht verstehen. Um wieviel sinnloser wäre er noch, wenn sich dadurch »in der Welt« (in dem, *wie* die Dinge der Welt im Verhältnis zueinander stehen und gehen) gar nichts verändert hätte. Die Partnerschaft soll sein wie zuvor, die Begegnung mit den Freunden wie gehabt, in Beruf und Alltag keine Veränderung. Wenn jetzt das Kind gegenwärtig ist als die Frage nach dem Sinn seines Daseins: hier wäre eine Antwort, die wir selber schöpfen können.

Wenn ich jetzt und dadurch Mut bekomme, das, was vorher schon nicht stimmte, nicht mehr zu dulden, und dabei das Kind *an meiner Seite weiß*, dann *ist* es an meiner Seite, gleichgültig was immer ein Skeptiker einwenden wird. Denn tatsächlich - an den dann eintretenden Tatsachen ablesbar - wird hier dem Kind lebendige Wirklichkeit, das heißt Wirksamkeit im Leben verliehen. Es ist *da* als Kraft, das zu tun, wozu *ich allein* zuvor den Mut nicht fand. Es ist *bei* mir, wenn ich zweifle, zögere und klein beigeben will. Es ist *in* mir, wenn ich mich - einsam zunächst! - freue über meine mir zuwachsende Kraft.

Und ich lerne mein Kind kennen. Ich erkenne es freilich nicht mit dem Verstand. Ich erkenne es in meinem Tun. Das ist kein wissenschaftliches Erkennen, es ist ganz lebenspraktisches Innewerden im Sinne des eingangs genannten Erkennens im Vollzug des Handelns.

Aber nicht nur ich selbst kann so handeln. Auch die, die helfen wollen, können sich so von dem Kind berühren lassen. Erfreulicherweise tun dies ja immer wieder Menschen, auch wenn sie solche Gedanken gar nicht bewußt denken. Großartige selbstlose Hilfe und Beistand über die als normal akzeptierte Zeit weit hinaus. So kann es sein, dass man in diesem Verlauf einen lange nur als flüchtig bekannt geglaubten Menschen von einer ganz neuen Seite erfährt, die ihn wertvoll und nah werden läßt.

Sich dessen innerlich klar zu werden und die Änderungen in der Zeit (mit Hilfe der Festgestaltung) wahrnehmen zu lernen, eröffnet der wirklichen Gegenwart des Kindes den Raum.

Spuren legen: räumliche und zeitliche Ortung

An mehreren Stellen ist die Bedeutung der Spuren, die für Trauer und Ritual angelegt werden können, schon zur Sprache gekommen. Und es ist deutlich geworden, welchen Wert es hat, sich damit der Wirklichkeit des Kindes als Erdenwesen zu vergewissern und sich der Wirklichkeit seines Todes zu stellen. Spuren zu schaffen bedeutet aber auch, etwas zu »bahnen«, eine *Fährte* zu legen. Wenn ich im Nebel stehe, mich nicht mehr auskenne, wenn ich dann später einmal, je müder und schwächer ich sein werde, um so mehr die Orientierung verloren habe, kann ich den »Fußstapfen« wie reflexartig folgen.

Das ist hilfreich, solange ich nicht auch dann in dieser Spur gefangen werde, wenn etwas ganz anderes meine Seele bedrückt oder sie fragend verunsichert. Das läßt sich an tief sitzenden Verletzungen am besten beschreiben. Wenn ich erst einmal genügend tief die Spur einer Verletzung in mich eingegraben habe, so steht sie mir »zur Verfügung«, wann immer ich unsicher, krank oder sonst-

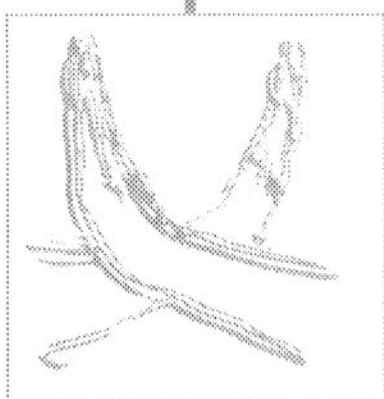

wie geschwächt bin. Ich verfalle regelrecht dieser Verführung, für nahezu *alles* diese tiefe Verletzung verantwortlich zu machen und ihr in meiner Kränkung nachzugeben.

Leider scheint es so zu sein, dass es bei positiven Erfahrungen nicht in gleicher Weise zur zwangsläufigen *Einschreibung* in unser Seelenleben kommt. Im Gegenteil, sie scheinen schnell dem Vergessen zuzufallen. Nur durch bewußte Pflege graben sich auch die positiven Erlebnisse so ins Bewußtsein ein, dass sie die grundsätzliche Haltung eines Menschen dem Leben gegenüber prägen können.

Ob das gelingt, hängt von zwei Faktoren ab: wie die Anfangsbedingungen und Umstände eines Ereignisses unmittelbar seelisch erlebt und abgebildet werden und von der Regelmäßigkeit des willentlichen Erinnerns an selbst bestimmte Inhalte.

Wie Eltern mit der Situation umgehen werden, ist zunächst grundlegend offen. Die ersten Schritte aber bestimmen wesentlich, ob sie sich später eher als Opfer fühlen werden und Bahnen eingraben, die sie über Jahre immer wieder verletzen; oder ob sie Hilfe dabei haben, sich auch im Schmerz und in der Trauer noch als selber Handelnde zu erleben und daraus eine Erfahrung bilden, die ihnen bei späteren Wegen aus einer Krise als Weg zur Verfügung stehen kann.

Je mehr Mütter (oder auch beide Eltern) des toten Kindes in solchen Situationen zu Patienten werden (zu Erleidenden im wörtlichen Sinne), um so eher werden Spuren geschaffen, die im weiteren Verlauf die Einstellung, das Opfer einer Tragödie zu sein, fördern werden. Erst einmal in solcher Haltung weilend, werden sie auch auf mitmenschliches Verhalten treffen, das sie darin bestätigt. Manche Selbsthilfegruppe, so wertvoll sie sein kann, wenn sie aufbaut, kann herunterziehen in diesem genannten Sinne, wenn sich darin Menschen vereinen, die sich über Jahre in Ritualen des gegenseitigen Bedauerns ergehen.

Das Einverständnis - Die Antwort auf die Frage nach einem anderen Schicksal

An einem solchen Scheidepunkt kann die Frage hilfreich werden, ob die Mutter/die Eltern ihr Kind, wenn sie die Macht dazu hätten, wieder erschaffen würden. Die vordergründig erwartete Antwort ist wohl: »Selbstverständlich ja!« Überraschenderweise für das Vorurteil und nachvollziehbarerweise in dem bisher ausgeführten Kontext ist die Antwort zunächst ein langes und irritiertes Schweigen, dem dann doch die Antwort folgt: »Ich verstehe es zwar nicht, es ergibt keinen Sinn, aber es ist doch richtig so, wie es ist. Ich glaube, ich würde daran nicht rühren«.

Dieser tiefe Respekt vor dem Weg eines Menschen, fernab von den eigenen Wünschen, die das Kind doch lebend bei sich haben wollen, beeindruckt doch immer wieder und er macht auch die Betroffenen wach: wir sind nicht *nur* die Erleidenden eines bitteren Geschehens, wir sind jetzt und in Zukunft auch Verantwortliche dafür, wie wir es *sehen* werden: Wenn wir auf den Verlust schauen, schauen wir auf uns. Wenn wir auf das Kind schauen, bleiben wir offen, fragend und lernend. Letztere Haltung führt uns in die Zukunft, erstere fixiert uns an die Vergangenheit.

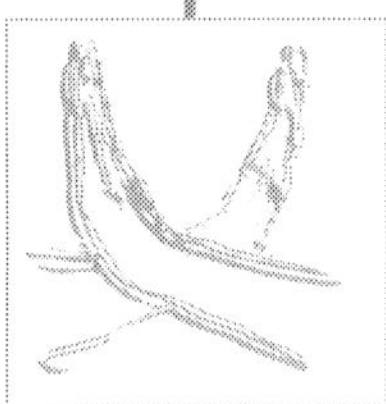

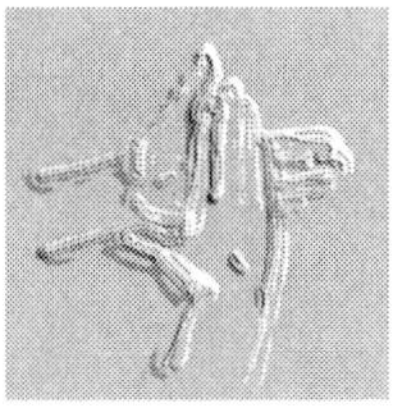
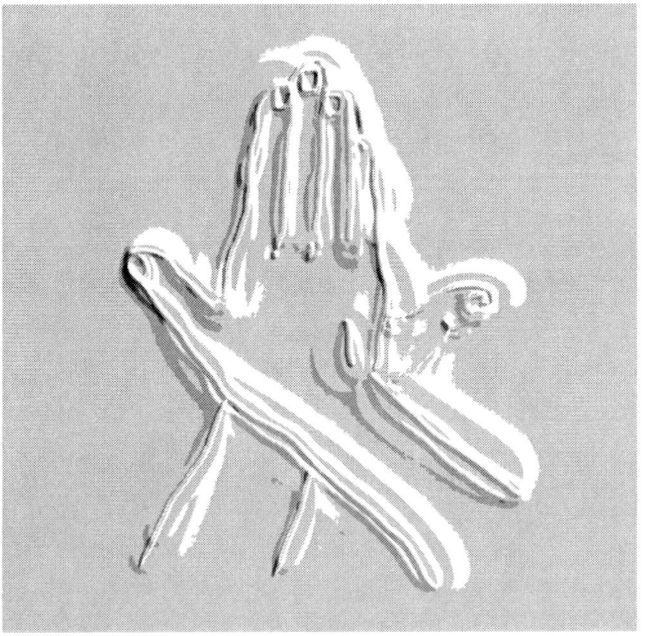
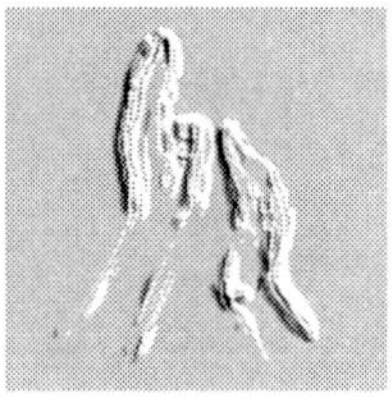
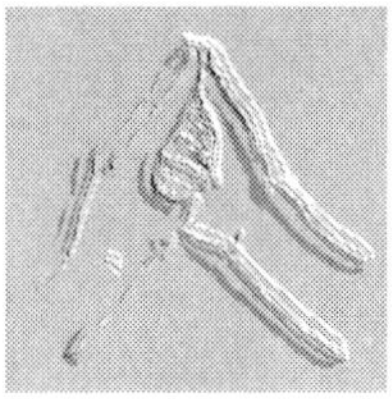
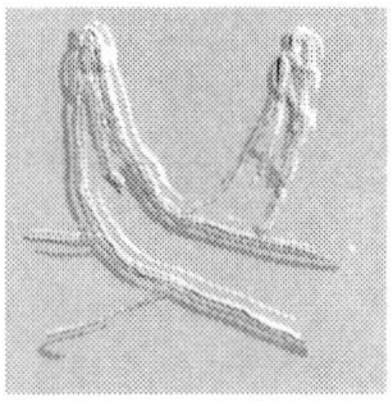

Kapitel 5
Sich Wiederfinden

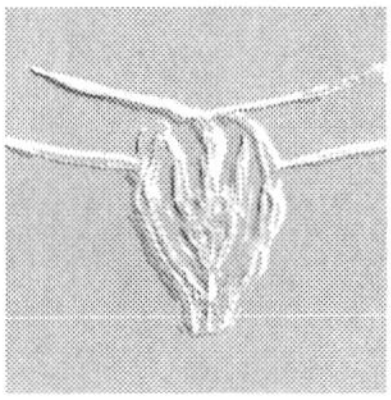
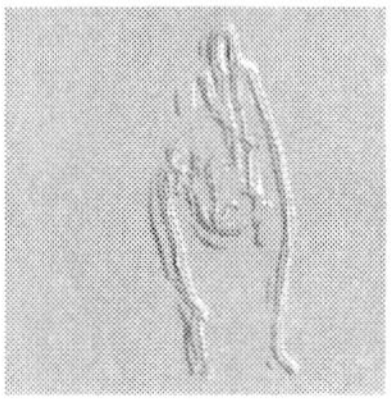

Sich wiederfinden

Viele Paare haben nach einem solchen Ereignis ein überaus irritierendes Grundgefühl für ihr eigenes Leben, um so mehr, wenn die Schwangerschaft vordringlicher Inhalt ihres Lebens geworden ist: »Wer sind wir? Wer bin ich? Waren die letzten Wochen oder Monate real?«.

Bei denen, die diese Phase nicht bewußt durchleben, die gleichsam nahtlos in ihr Alltagsleben übergehen, rumort es oft jahrelang im Untergrund, ohne dass sie den Grund dafür erkennen können.

Viele offene Fragen kennzeichnen dazu die Stimmung: *Will* ich noch einmal ein Kind bekommen? *Darf* ich noch einmal schwanger werden? Wann ist es körperlich, wann seelisch wieder *möglich*? Einige hier wichtige allgemeine sachliche Gesichtspunkte[1] können im Anhang nachgelesen werden. Das Sachliche aber ist meist rasch mitgeteilt; diese Fragen sind leicht zu klären, und doch helfen die Antworten hier nur selten weiter angesichts des elementaren Charakters der grundsätzlichen Problematik.

Vielmehr bewegen solche Fragen wie die, ob es allgemeine Gesichtspunkte der körperlichen oder seelischen Eignung gebe, ob es ein *Zeichen* (und *wofür*) sei, dass dieses Kind nicht hat leben können. Abgesehen davon, dass es nur sehr seltene Gründe gibt, die es wirklich bedenklich erscheinen lassen, doch noch einmal eine Schwangerschaft zu wagen, stellt es eine sehr wichtige und nur individuell zu beantwortende Frage dar, was dies tatsächlich für die einzelne Frau, für das konkrete Paar *bedeuten könnte.* Die Frage nach der *Bedeutung* eines Erlebnisses aber kann, wenn es überhaupt möglich ist, erst dann zu einer individuellen Antwort reifen, wenn das Leiden

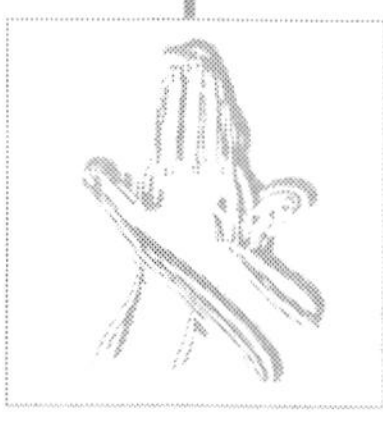

daran sich aufgelöst hat. Solange das Erlebte noch kränkt, werde ich verzweifelt nach dem Sinn suchen, ihn aber nur *geboten bekommen* von den Vertretern verschiedener Heilslehren. Den Heilsaposteln zum Trotz geht es nämlich darum, den Sinn der Sache selbst zu schöpfen. Dazu aber muß ich mich selbst erst wiederfinden und achtsamer Zeuge dessen werden, was sich wirklich in mir abspielt.

Wir können uns leicht etwas vormachen. Wir können leicht etwas übersehen. Wir können leicht etwas zurechtrücken. Da der Wahrnehmende (ich selbst) und das Wahrgenommene (meine Gefühle) erst einmal wie eins erscheinen, brauche ich ein Mittel (ein Medium), mit dessen Hilfe ich mein *Innenleben mir gegenüber stellen* kann.

Das Erleben in einem Tagebuch zu dokumentieren, ist gewiss hierfür ein guter Gedanke. Denn dann setze ich die Gefühle, die mich bedrängen, heraus und kann sie mir zur Anschauung bringen, festhalten und konkretisieren. Alles was ich als mein Fühlen betrachten kann, daran *leide* ich so lange nicht, als ich in seiner Betrachtung weile.

Das Leiden kommt zurück, immer und immer wieder. Aber weil ich gelernt habe, es zu *veräußern*, werde ich ihm gegenüber gestärkt. Das Leiden kann mich zwar noch überkommen, aber es kann mich nicht mehr *besetzen.* Ich erlebe, dass ich es zwar nicht beenden kann. Ich mache aber die Erfahrung, dass ich ihm seinen quälenden Charakter für die Zeit der bewußten Auseinandersetzung damit nehmen kann.

Später, in den Phasen der Bedeutungsfindung, ist es dann oft eine große Hilfe, auf die im Tagebuch möglichst getreu erzählend geschilderten Erlebnisse wieder zurückgreifen zu können. Je weniger dabei Urteile vorkommen, um so wertvoller. Es zeigt sich häufig, dass alle Urteile in den Schilderungen selbst wieder Spuren anlegen können, die schwer zu verlassen sind in einer späteren Phase. Habe ich über ein Gefühl erst einmal ein eindeutiges Urteil gefällt und mir selbst gegenüber noch ein paarmal wiederholt, so werde ich in Zukunft bei einer auch nur ähnlichen Gefühlslage ohne neuerliche Bewertung unmittelbar in dieses Urteil *fallen.*

Deshalb ist es so bedeutsam, wie ein Zeuge zu berichten, das innere und äußere Geschehen aber nicht zu kommentieren oder aber zumindest den Kommentar zu trennen. Es kann sehr hilfreich sein, nicht nur genau zu erzählen, was sich im eigenen Inneren abspielt, sondern auch sich bewußt zu werden darüber, was in der Umgebung geschieht. Rückzug, Vorsicht, gute Ratschläge? Von wem? In welcher Form? Dabei kann ich das Verhalten des Anderen als Urteil (»behutsam«, »aufdringlich«, »hilflos«) schildern oder besser: ich kann sein Handeln einfach beschreiben (» er hat dies mit dieser Gestik, Stimme und Mimik gesagt...«) und mir Rechenschaft ablegen über meine Regungen dabei (»Ich habe ihn aus der Reserve gelockt und mich dann zurückgezogen und hätte doch gern seine Nähe gespürt, aber nur in der mir angenehmen Weise«) kann als Urteil auftauchen: *er sei sehr aufdringlich gewesen.*

Über das - möglichst tägliche - Ritual der Aufzeichnung beginnt der Alltag eine Ordnung anzunehmen, eine andere gleichwohl als zuvor.

Wundheilung, körperlich wie seelisch, ist ein komplexer Prozess. Körperlich geht er nicht ohne Entzündung einher. Eine Wunde, die sich nicht entzündet, kann nicht heilen; aber auch: eine Wunde, die sich infiziert (von außen entzündet wird, von Fremdkörpern), kann ebenfalls nicht heilen. Gilt das auch für seelische Wunden? Ich glaube schon.

Das seelische Äquivalent zur Entzündung ist die Auflösung fester Strukturen, die mit *Unordnung* und *Schmerz* und einer gewissen *Ausdehnung* (zuvor Unbedeutendes bekommt vorübergehend zentrale Bedeutung) der verletzten Bereiche einher gehen kann.

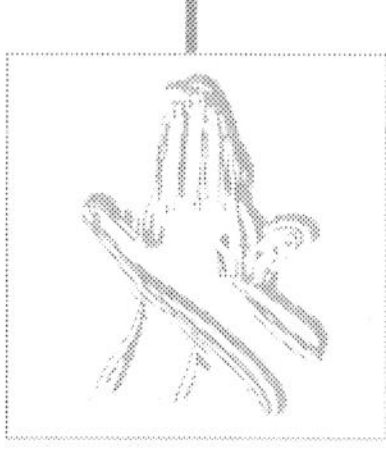

Tritt eine Entzündung nicht ein, dann wird ein chronisches Geschwür daraus, an das wir uns »gewöhnen«.

Tritt diese Entzündung zu heftig ein, kann sie besiedelt werden von allerlei Fremdbestimmung.

Gegen ersteres schützt die bewußte Wahrnehmung und der Widerstand gegenüber der Banalisierungstendenz der Umgebung (»Das ist anderen auch schon passiert. Du bist ja noch jung. Du hast ja schon zwei gesunde Kinder....«).

Gegen letzteres hilft der Rhythmus (möglichst ein neuer) der Alltagsgestaltung; so äußerliche Dinge wie Schminken, bewußte liebevolle Körperpflege, Sport (wenn es medizinisch wieder erlaubt ist), Pflege vergessener Hobbys, Freude an guter Ernährung spielen eine nicht zu unterschätzende Rolle.

Es geht sehr darum, sich als Frau wiederzufinden. Die erste regelrechte Menstruation wird in diesem Sinne meist freudig begrüßt: ich finde wieder in meinen Rhythmus hinein.

Zu entdecken, dass man nicht nur werdende Mutter war und ist, zu ahnen, dass das eigene Dasein viele Möglichkeiten der Verwirklichung beinhaltet, ist von überragender Bedeutung. Gerade wenn man wieder Anschluß gewinnt daran, was man als Traum schon längst begraben hatte im routinierten Alltagsgeschäft, hilft dies in dieser Frage sehr. Manchmal muss man bis zur Pubertät zurück, als die Träume des eigenen künftigen Daseins noch präsent waren. Etwas derartiges, sei es nur im Plan oder Vorsatz, anzugehen, führt zurück zu dem »unverletzten« Menschen, der die Frau war, bevor sie sich dem Kind gegenüber öffnete. Gesünder sogar unter Umständen, als sie zuvor ohne das wachrüttelnde Ereignis war.

Sich selber wieder finden

In den Erwartungen und Vorstellungen bildet sich das Kind im Seelischen seiner Eltern oft so heraus, als solle es Eigenschaften haben, über die beide Elternteile nicht verfügen.

Soll das Kind so werden wie ich? Wie mein Partner? Nein, es soll so werden wie es selbst. Und konkret? *Was heißt das, wie es selbst?*

Meist ist das, was ich bisher auf solche Fragen nach dem Wesen des Kindes während der Schwangerschaft gehört habe, eine Kombination aus den angenehmen Eigenschaften des Partners und den Träumen, wie man selbst gerne wäre. Und dies wechselseitig bei den Partnern. Deswegen erwarten zwei Elternteile meist in ihrer Vorstellung zwei verschiedene Kinder.

Sind Paare schon lange zusammen, soll nicht selten das Kind unbewußt auch die Beziehung »retten« oder »beleben«. Was ist damit gemeint? Was ich selbst gerne leben würde, und was der andere gerne leben würde, blockiert sich ja bei zwei Menschen weitgehend gegenseitig um so mehr, je besser sie sich zu kennen vermeinen. Die Psychologie bezeichnet eine solche Situation treffend als *co-dependency*[2]. Nahezu aller Verhalten*spielraum* schwindet. Jeder noch so zaghafte Realisierungsversuch würde als »künstlich« empfunden, könnte keinen Widerhall finden und würde den experimentierenden Menschen in den Schwindel der Bodenlosigkeit treiben.

Wenn das Kind dann geboren ist, *korrigiert* es durch sein lebendiges Dasein jede Fiktion über sein Wesen. Noch so viel sinnvolle Pädagogik kann an dem einen Kind abprallen, die Vorstellungen, die seine Eltern sich von ihm gebildet haben, zerschellen an der ihm eigenen Dynamik. Gleichwohl bleibt der Versuch, sie dennoch durchzusetzen, nicht ohne Wirkung beim Kind: es ist nicht nach dem willkürlichen Bild der Eltern zu prägen, es zu verbiegen in seiner ganzen seelischen Entwicklung ist indes dadurch hoch wahrscheinlich.

In der hier behandelten Situation ist dies anders: das Kind ist nicht gekommen, die mit der Hoffnung auf sein Kommen verbundenen Vorstellungen und Erwartungen aber bleiben unterschwellig erhalten. Diese Fixierungen im seelischen Untergrund wirken aber wie ein schleichendes Gift. Die Auseinandersetzung (und zumindest mögliche Bewusstwerdung und Korrektur) durch den Widerstand des lebenden Kindes fehlt. Die Forderungen an den Partner in gegenseitiger Abhängigkeit können um so gravierender werden.

Aber das ist nicht zwingend so. Als Paar kann man sich nunmehr Rechenschaft ablegen: über das, was geworden ist und das, was als Träume, Erwartungen, Pläne, Möglichkeiten nicht verwirklicht wurde. Man kann das alles bedenken, von dem man bisher glaubte, dass es ohne dies nicht und nicht auch auf eine andere Weise ginge, außer nur dadurch, dass man es mit dem Kind hätte leben können. So kann ein Paar lernen, dass es das Kind »überfrachtet« hätte mit einem Paket eigener Erwartungen, und dass mit der Lösung der unglücklich verlaufenden Schwangerschaft auch die glückliche Lösung von einer unglücklichen Partnerschaftsstruktur möglich wird. Familientherapeutische Hilfe unter Einbeziehung des nicht lebenden Kindes in die *Aufstellung* scheint mir ein fruchtbringend gangbarer Weg zu sein.

Wenn ich frei werde von den Erwartungen an mein Kind, weil ich meine Möglichkeiten selbst verwirkliche, dann wächst der Spielraum für das Kind und die Ablösung von der fixierten Trauer gelingt meist viel leichter, gelegentlich sogar einer Erleichterung weichend, nicht mit all dem als Erwartung auf das Kind eingestürmt zu sein.

Ein Kind kann um so geborgener heranreifen und das Grundempfinden des Gewollt- und Wertseins (ohne etwas *leisten* oder *darstellen* zu müssen) entwickeln, je weniger es genötigt ist, die nichtgestalteten Seelenfähigkeiten der Eltern verwirklichen zu müssen.

Sexualität, Intimität, Neuentdeckung

Da in dieser Zeit erst einmal aus äußeren Gründen eine Änderung oder eine Pause im sexuellen Partnerleben eingetreten ist, kann auch das in dem genannten Sinne Anlaß sein, über die festgefahrenen Gesten der Begegnung nachzudenken. Ist unsere Begegnung in der Sexualität noch der offene Versuch, den anderen als ganzen Menschen zu erkennen, oder bringen wir routiniert einen mehr oder minder als notwendig empfundenen Teil gegenseitiger Triebbefriedigung hinter uns?

Je vorsichtiger und behutsamer, wie frisch Verliebte, die Partner es schaffen, wieder zueinander zu finden, um so mehr besteht auch hier die Chance, über die langwierig unterdrückten Möglichkeiten wieder an ein wirklich aktives sexuelles Leben heran zu finden.

Viele Frauen haben, manchmal noch Monate danach, keine sexuelle Lust, jedenfalls nicht auf die Wiederaufnahme *der Art* sexueller Begegnung, wie sie sie bisher mit ihrem Partner kannten. Gleichwohl brauchen viele Frauen körperliche Nähe und liebevolle Geborgenheit in dieser Zeit ganz besonders.

Aus vielen Gesprächen mit Frauen wird deutlich, dass sie sich oft nicht trauen, diesem Bedürfnis Ausdruck zu verleihen, weil sie befürchten, der Partner verstehe dies als sexuelle Annäherung und wolle viel weiter gehen als sie selbst. Andere Frauen aber brauchen gerade in größerem Maße als zuvor Sexualität, um sich selbst wieder in ihrer Weiblichkeit bestätigt zu fühlen. Dies ist um so eher der Fall, je mehr die sexuelle Begegnung schon vor und während der Schwangerschaft als menschlich fragende Begegnung und je weniger sie als Vollzug eines Aktes stattfand.

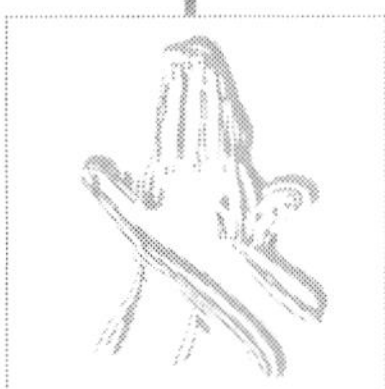

Sich mit den Freunden, Arbeitskollegen, Nachbarn wiederfinden

Die den Eltern vertrauten Menschen, Verwandte, Freunde, Arbeitskollegen, sind meist zutiefst verunsichert in ihrem Verhalten dem Paar gegenüber. Unglücklicher Rückzug aus innerer Unsicherheit und vermeintlicher Rücksichtnahme wie unglückliche Einmischung mit Ratschlägen und ungebetener »Hilfe« können gleichermaßen, manchmal bei ein und demselben Menschen übergangslos schwankend, erlebt werden. Hier kann Männern eine wichtige Aufgabe zufallen, als Schnittstelle zur Außenwelt, als Verantwortliche eines »schützenden Kreises« zu regulieren: ihn zu öffnen und zu schließen, je nach dem Schutz- oder Nähebedürfnis der Frau.

Wenn erst einmal klar ist, dass es ein allgemein richtiges und obligat gutes Verhalten nicht gibt, dann sind auch die Umgebenden erlöst davon, das Richtige und Gute tun zu wollen und Angst zu haben, es nicht zu können. Möglichst ehrliche Betroffenheit und vorsichtiges, behutsames, im Handeln (weniger mit Worten!) fragendes Verhalten führen zu einer im Charakter für alle neuen Situation. Keiner kennt sich damit aus, und alle Beteiligten machen einen Entwicklungsprozess durch.

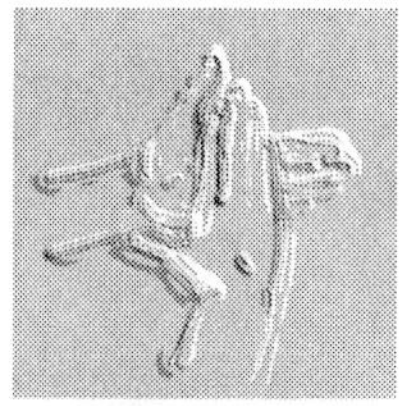
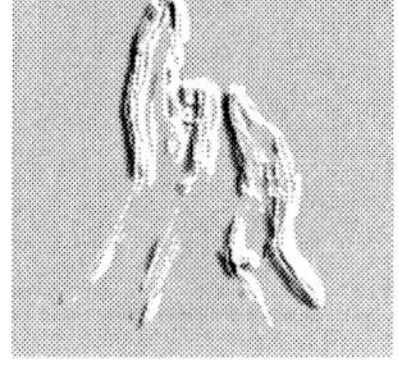
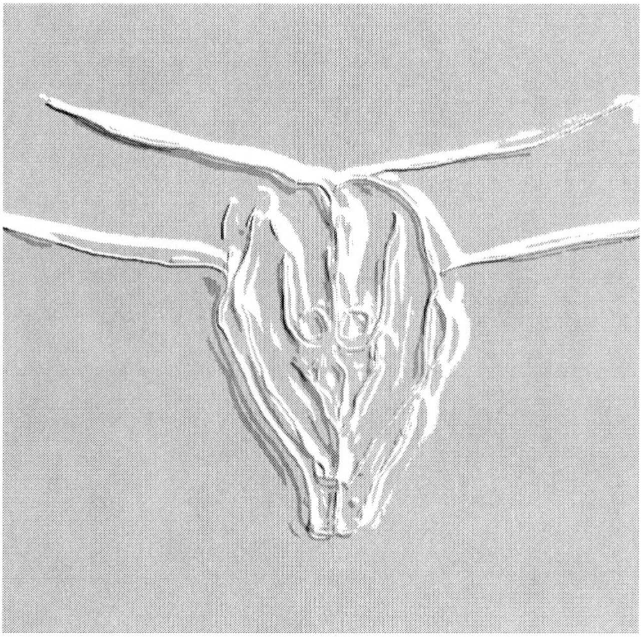
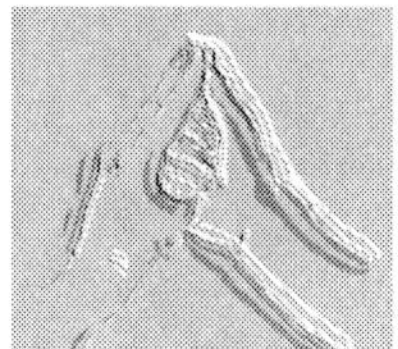
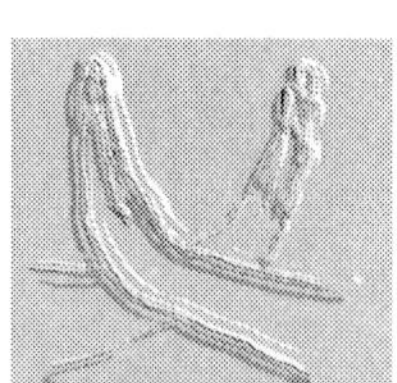
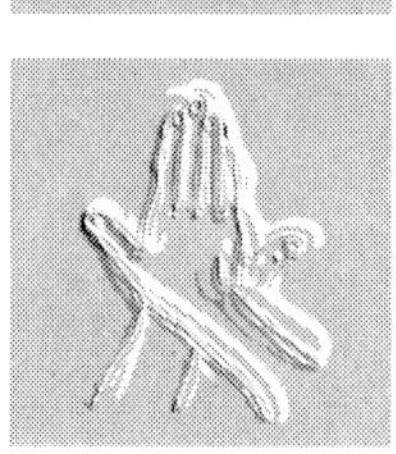

Kapitel 6
Substanz schaffen: Wofür?

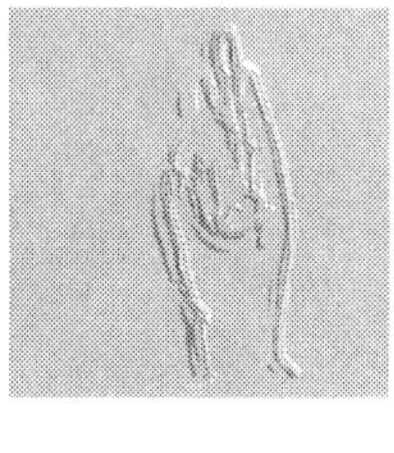

Substanz schaffen: Wofür?

Eine neue Aufgabe, die klein aber wichtig sein kann, ist in vielen Fällen eine große Hilfe. In manchen Fällen kann es tatsächlich der übergangslose Beginn einer neuen Schwangerschaft sein. Nicht aber, wenn die Seele noch nachhaltig verletzt ist und die neue Schwangerschaft nur Trost für den Verlust bringen soll, das nächste Kind nur das Ersetzende[1] sein soll. Das wäre ein eher gefahrvoller Weg.

Das Wort »Aufgabe« hat eine so schöne Doppeldeutigkeit: man muss sich ein Stück aufgeben für eine Aufgabe. Das ist, was die Frau in Hinblick auf ihr Kind tut. Das ist, was sie beim glücklosen Ausgang der Schwangerschaft dann oft braucht, denn das Kind als quasi lebenslange Aufgabe fehlt.

Diese Aufgabe wird um so hilfreicher sein, je *unvernünftiger* sie ist: damit ist gemeint, je weniger sie offensichtlich etwas »Gutes« bewirken soll, »sozial« ist oder in anderer Weise das gewöhnliche Vorurteil über Mutterschaft ersetzt. Sie wird um so tragfähiger, je mehr Begeisterung sie auslöst, je mehr der ganze Menschen sich davon ergreifen läßt. Das sind oft gerade jene Aufgaben, auf die man aus der Perspektive des Alltagsmenschen gar nicht so leicht stößt.

»Das hört sich ja alles gut an, nur mir fällt für mich nichts ein.«

Irgendwann hören die meisten Erwachsenen zu träumen auf. Damit verschwinden auch die Aufgaben, die ganz aus sich selbst begriffen unsere Begeisterung tragen können.

Wir müssen also meist *zurückgehen* zu einer Zeit, zu der wir noch nicht so *vernünftig* waren, dass wir schon wissen, was herauskommt,

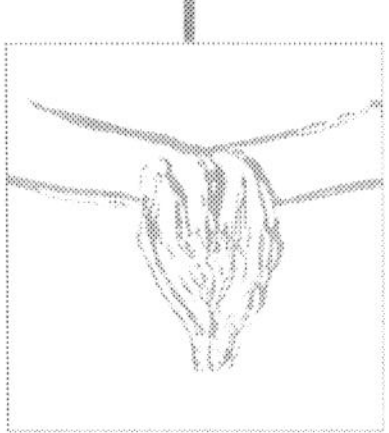

bevor wir mit etwas, *das sowieso nie funktioniert,* überhaupt beginnen. Wie zuvor schon erwähnt, müssen viele bis ins frühe Erwachsenenalter oder die Pubertät zurück. Und den ersten Reflex gilt es dann auch auszuhalten, der da spricht: das passt so wie so nicht, das kann ich doch jetzt nicht tun, was denken diese oder jene darüber, dazu fehlen mir Begabung/Ausbildung/Mittel.

Am meisten heilen wir uns dort, wo wir uns selbst umbilden in Hinblick auf ein Ziel, mit einem Wort: wo wir *üben.* Etwas Unvernünftiges *für sich selbst* zu üben, ein Stück der brach- und verschüttet liegenden Möglichkeiten zu entdecken und damit zu beginnen, sie zu verwirklichen, wird in vielen Fällen als ein positiver Inhalt sich neben und statt des Schmerzes in der Seele ausbreiten.

Manche Frauen schämen sich dann, nicht genügend zu trauern, so als nähme man ihnen rückblickend ihren Kinderwunsch gar nicht ab, wenn sie so schnell darüber hinwegkommen. Es kann hier ganz wichtig sein, dass jemand dann bestärkend wirkt in der Hinsicht, dass wir weder der Offenlegung noch dem Vorhandensein von Gefühlen irgend jemand gegenüber eine Verpflichtung haben. So sehr eine zeitgemäße politische Korrektheit bestimmte Gefühle und vor allem eindeutige *Gefühlsäußerungen* (meist im Sinne von *Betroffenheit* oder *Empörung*) einzufordern versucht: kein Mensch ist zu den allgemein erwarteten emotionalen Gebärden verpflichtet. So wenig eine Mutter nach der Geburt »glücklich« zu sein hat, so wenig eine Mutter »traurig« nach dem Verlust ihres Kindes. Die kitschige Vereindeutigung des Empfindens schränkt die Möglichkeiten des Menschen in gravierender Weise ein. Auch wenn dies banal klingt: es nicht nur zu denken, sondern auch den Betroffenen gegenüber *auszusprechen*, kann sehr hilfreich sein.

Eine Aufgabe - aufgeben, was zur Gewohnheit erstarrt ist und die Vorstellung beherrscht

Beide Partner zusammen können dann auch noch einmal gemeinsam dahin zurück fühlen, unter welchem »Stern« sie sich eigentlich getroffen und miteinander verbunden haben. Im Alltag ist es oft so, dass die gemeinsamen Hoffnungen des Anfangs in den Notwendigkeiten der Sachzwänge untergegangen sind. Zusammen etwas neues zu beginnen, ist dann oft die Gelegenheit, wie von selbst den Partner von einer nicht bekannten Seite zu erleben und ihm damit den Spielraum eines tatsächlich neuen Verhaltens einzuräumen. »Ich hätte meiner Frau/Mann das nie zugetraut« ist der Satz, der mir häufig erzählt wurde in einem solchen Zusammenhang.

Üben - die Biographie des Kindes

Worin sich Paare aber auch oft finden können, ist die Biographie ihres Kindes weiterzubilden. Sich *regelmäßig* und *verabredet* Zeit zu schaffen und diese Zeit so ernst zu nehmen, dass anderes Verpflichtendes auch warten muss, ist die Voraussetzung.

Dann kann man von der Geburt an sein Kind heranwachsen lassen in der Phantasie, möglichst langsam und gründlich. Ist es nachts unruhig? Wann schläft es durch? Wann hören wir mit dem Stillen auf? Wie lernt es laufen und sprechen? Kindergarten, Freunde, Geburtstage? Diese Phantasie wird nicht selten von Tränen der Wehmut durchsetzt sein. Sie aufzuschreiben hilft, nicht unter die Knute dieser Empfindungen zu geraten, sondern sich ihnen erlebend gegenüber stellen zu können.

Dann ahnen manche Eltern auch etwas darin vom Schicksal ihres Kindes. Warum es zu diesem Zeitpunkt in Beziehung zu denen, die

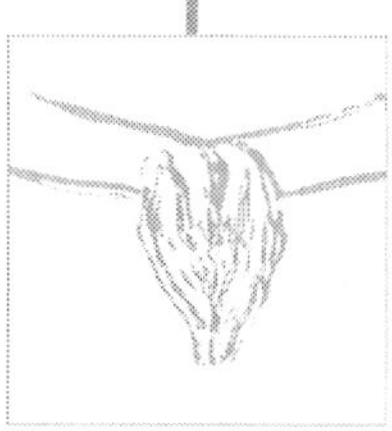

da sind, nicht ins Dasein treten wollte oder konnte. Aus diesem Erleben ergibt sich oft die ganz sichere innere Gewißheit, ob und wann noch einmal das Wagnis einer erneuten Schwangerschaft unternommen werden soll. Denn die Sensibilität für den *rechten Zeitpunkt* und den *rechten Zusammenhang* kann durch diese Art der Beschäftigung so gesteigert und innerlich zuverlässig werden, dass sie sich als Fähigkeit von der Beschäftigung mit diesem Kind ablöst und allgemein zur Verfügung steht.

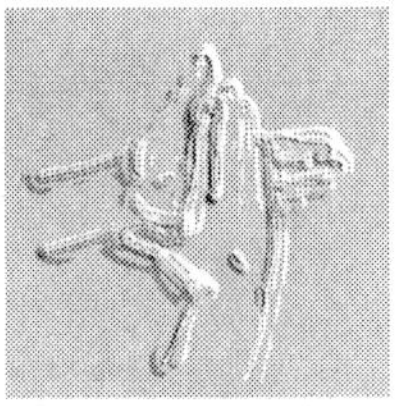
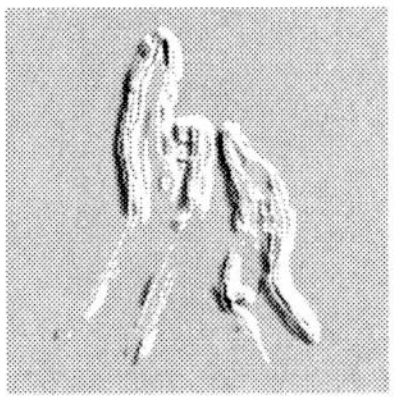
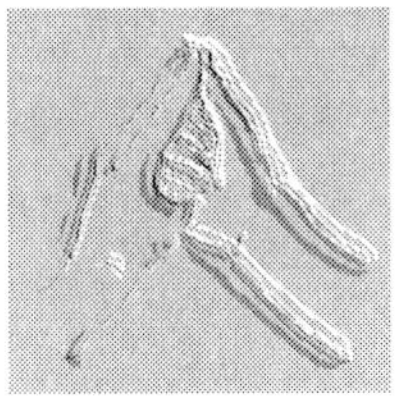
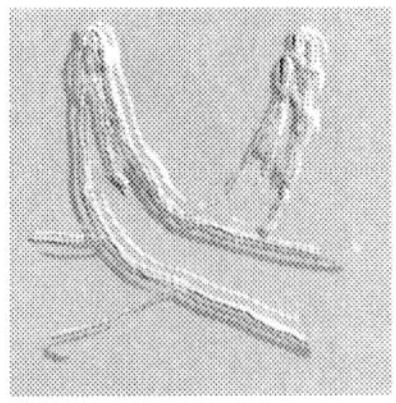
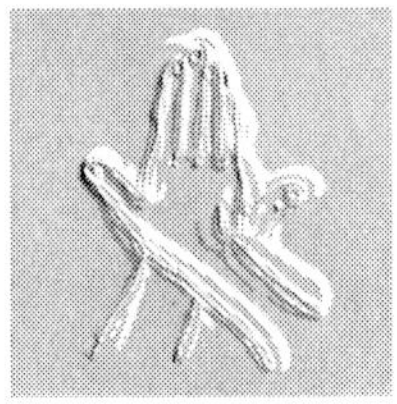
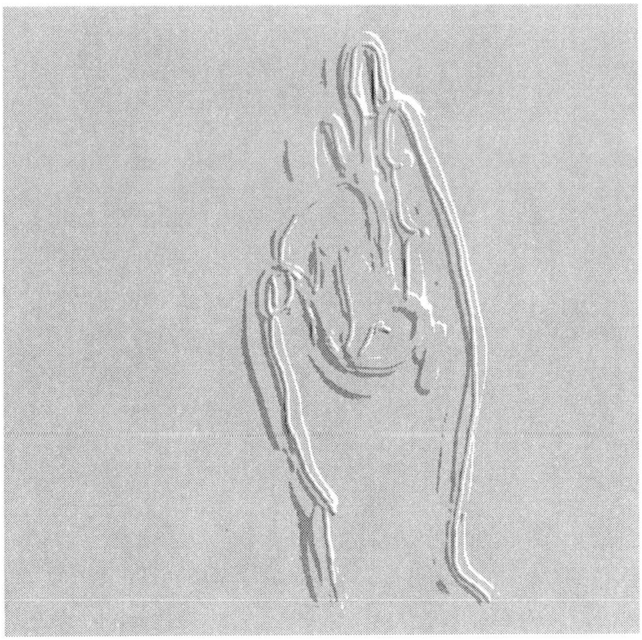
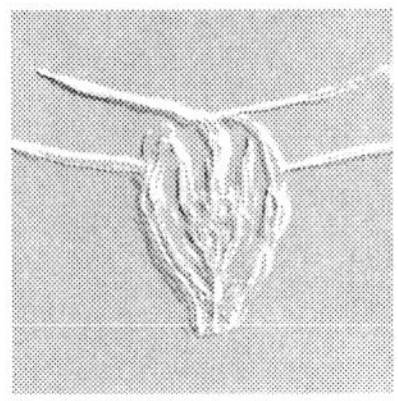

Kapitel 7
Ein Vorwurf: Ziele schöpfen

Ein Vorwurf: Ziele schöpfen

Mit allem, was ich hervorbringe als Mensch, schaffe ich zugleich mich selber um; das wird zu wenig beachtet und überrascht meist. Die Trauer ist nicht nur einfach da. Da ohne mich meine Trauer nicht da wäre, bin ich an ihrem Zustandekommen irgendwie beteiligt. Mit der Trauer bringe ich aber auch zugleich mich als den Trauernden hervor. Umgekehrt aber bringe ich mit einer neuen Aufgabe auch mich selbst als einen mutigen Unternehmergeist hervor. Und wenn ich zu dem, das ich hervorbringe, die Nabelschnur durchschneide, dann kann es sogar eine eigene Entwicklung nehmen, die mir wieder begegnen wird in meiner künftigen Lebenswelt.

Ein Kind wird, wenn es gesund aufwächst, einmal eine Gegenhaltung und Gegenbewegung gegen seine Eltern einnehmen, um zu sich selbst zu finden. Alles, was wir unternehmen, das so selbständig werden kann, dass wir sogar zulassen können, dass das, was wir getragen, gehegt, behütet und erzogen haben sich auf unsere Kosten weiterentwickelt, trägt diesen Charakter. Wie bei den Kindern fällt dies auch allen anderen Menschen schwer, die etwas schöpferisch schaffend in die Welt gesetzt haben. Sie können es nicht los- und seinen Weg gehen lassen.

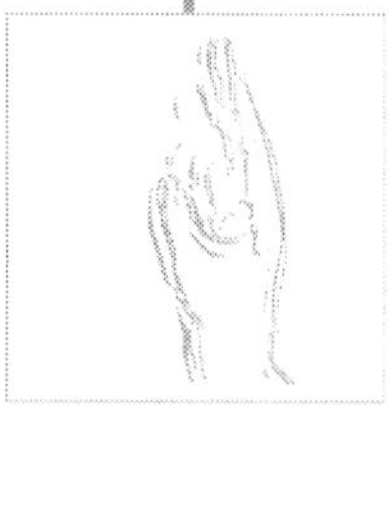

Ein erster Schritt kann die Gründung eines gemeinsamen Zieles für die Partnerschaft sein. Ob eine Partnerschaft auch über die Elternschaft hinaus tragfähig ist, hängt nicht davon ab, was man beginnt, *wenn die Kinder aus dem Haus gehen*, sondern im Grunde von dem »Stern«, den beide noch vor den Kindern gründen, pflegen, hüten und bewegen in der Zeit der Elternschaft und zur Verfügung haben, wenn sie wieder auf sich gestellt sind.

Sehr viele Partnerschaften gehen durch eine sehr große Belastungsprobe, weil mit der Aufgabe an den Kindern (und den dafür oft notwendigen äußeren Aufgaben in Beruf, Wohnung, Schule...) alles andere zurückgestellt oder aber - noch viel häufiger - nie gegründet worden ist. Manche Partner verhaken sich im Alter regelrecht ineinander, graben die alten Verletzungen aus und verbringen den letzten Lebensabschnitt in Bitternis, manchmal erst noch einmal auflebend, wenn der Partner gestorben ist. Oder sie werden zu Plagegeistern ihrer Kinder, insbesondere wenn die Enkel da sind. Erfüllte Partnerschaft im Alter ist heute eher die Ausnahme.

Wenn ein Paar die Krise des Verlustes eines Kindes durchstehen muß, dann kann dies auch ein Anlaß sein, diesen Gesichtspunkt ganz in den Mittelpunkt der gemeinsamen Ziele zu stellen. Noch bevor ein weiteres Kind unter Umständen geplant wird, kann jetzt die innere Gründung der Partnerschaft über die Kinder hinaus Raum und Aufmerksamkeit finden.

Dabei ist die Weise, wie die Sexualität zwischen den Partnern gestaltet wird, ein wesentlicher Faktor. Mit den Schwangerschaften schwindet manchmal die an der Jugendlichkeit und Straffheit orientierte Attraktivität, im Alter tut sie das ohnehin. Wenn in den jungen Jahren die sexuelle Erfüllung an die Äußerlichkeit gebunden ist, wird die Zeit nach den Schwangerschaften und das Alter für beide eine Zeit des Leidens an der schwindenden Möglichkeit, noch einem Modeideal zu entsprechen.

Sexualität kann aber auch die intimste *Sprache* sein, die zwei Menschen miteinander sprechen. Das Gespräch setzt voraus, daß der eine dem anderen zuhört und der Sprechende in seinem Inneren so wach wird zu bemerken, ob der andere noch zuhören kann. Dann *tanzen* zwei in ihrer Liebe sprechende Menschen miteinander, ohne daß einer *führt.* In voller Gleichberechtigung übernehmen sie füreinander die Verantwortung.

Der Blick, das Lauschen, das fragend-horchende Fühlen der Hände sind zum *Erlernen* einer solchen Art der Begegnung geeignet; sie sind eher imstande die *Werkzeuge* dieser Sprache zu sein als unsere genitalen Organe, die durch die Weise der Erziehung meist noch gar nicht frei sind dafür. Welch ein Glück für die Kinder, die dann zu einem solchen Paar geboren werden, die ein Elternpaar erleben, das über seine Elternschaft hinaus für die Kinder auch ein sich liebendes Paar als Vorbild der Überwindung einer vordergründigen Geschlechterdifferenzierung ist.

Fast jeder erinnert sich mit Schmach an die eigene Situation zurück, wo zwischen Peinlichkeit und pseudo-offener Demonstration (je nach Alter der Leser) die körperliche Begegnung der eigenen Eltern erlebt wurde. Dies zu erleben wollte fast ein jeder fliehen. Wenn aber ein solches Gespräch, ein solcher Tanz der Eltern *in der Luft liegt* im Klima des Heranwachsens, dann können die Kinder selber ein freies Verhältnis zu ihrer Genitalität entwickeln und daraus eine wahrhaft menschliche Sexualität hervorbringen.

Alles was diesen Charakter trägt, daß zwei Menschen sich in Verantwortung zugetan sind und etwas gemeinsam beginnen, wird ein Klima schaffen, in das Kinder in Freude ihr Dasein beginnen und leben können.

Jenseits von Umwelt und Mitwelt: das In-der-Welt-sein des Menschen

Einer der hartnäckigsten Irrtümer unserer Sprache und damit unseres allgemeinen Bewußtseins ist der Begriff *Umwelt.* Wann immer ich Umwelt denke oder sage, vergesse ich stets, daß Umwelt ja nur die Umwelt *in Bezug auf mich* ist. Am einfachsten Beispiel gezeigt: Die Umwelt meines Nachbarn enthält mich und er ist Teil meiner Umwelt.

Es gibt sie nicht, diese vom Einzelnen getrennte, sozusagen objektive Umwelt. In sprachlicher Konvention schaffen wir uns eine solche Illusion. Der neuerdings eingeführte Begriff der Mitwelt löst das Dilemma nicht auf. Immer noch bleibt das Denken gefangen in der Trennung zwischen Ich und Welt, wenn auch in einer Art von Parallelität Zusammenhänge der Ich- und Weltvorgänge gedacht werden.

Grundsätzlich neu wird der Zusammenhang von Mensch und Welt, wenn ich mich in meiner Welt und meine Welt in mir erlebe.

Jeder von uns *einzeln* zusammen mit *seiner* Umwelt ist dann eine ganze Welt. Unsere Welten überschneiden sich wie unsere Iche, sie decken sich nie. Daß sich Umwelt durch eigenes Handeln verändert, versteht heute ein jeder. Wenn aber die Welt und ich selbst ein Ganzes sind, dann ändere auch ich mich zugleich mit dem, was ich tätig hervorbringe in meiner Umwelt. Und sei dies nur dadurch, dass ich spreche.

Jeder der dafür aufmerksam wird, ist erstaunt zu bemerken, wie das Reden bestimmter Inhalte ihn auch in eine bestimmte Gemütslage bringt. Stimmungen können ganz schnell herbeigeredet werden. Nicht nur durch den Inhalt, sondern durch die Art und Weise unseres Sprechens bestimmen uns selbst.

Die Weltenesche Yggdrasil

Das Bild der Weltenesche Yggdrasil (Abbildung auf der nächsten Seite) aus der germanischen Mythologie legt von dieser Einheit in der Vielheit (und Vielheit in der Einheit) ein schönes Bildzeugnis ab. Nichts, was dieser Baum tut oder läßt, bleibt ohne Einfluß auf die Ganzheit der Welt, die er zusammen mit seinem *Horizont*, seinem *Himmel*, seiner *Erde* und seiner *Unterwelt* ist.

Der Mensch kann seinen ihm gesetzten Horizont als die Grenze seiner Welt anerkennen und sich damit bescheiden. Er kann sich auf einen höheren Standpunkt begeben (durch seine *Handlungen*, nicht aber durch seine Vorstellungen oder Illusionen). Dann erweitert sich sein Horizont. Er kann sich eingraben an den Ort, an dem er Sicherheit empfindet. Das kann gerade besonders der Ort seiner Verletztheit sein. Dann wird sein Horizont eng.

Der Mensch kann seinen Himmel vergessen. Er kann ihn sich in ein Erklärungssystem pressen (wie die Astrologen und die Astrophysiker dies gleichermaßen tun, indem sie irdische Erkenntnis auf den Kosmos *projizieren*) und ihn damit menschlich verniedlichen.

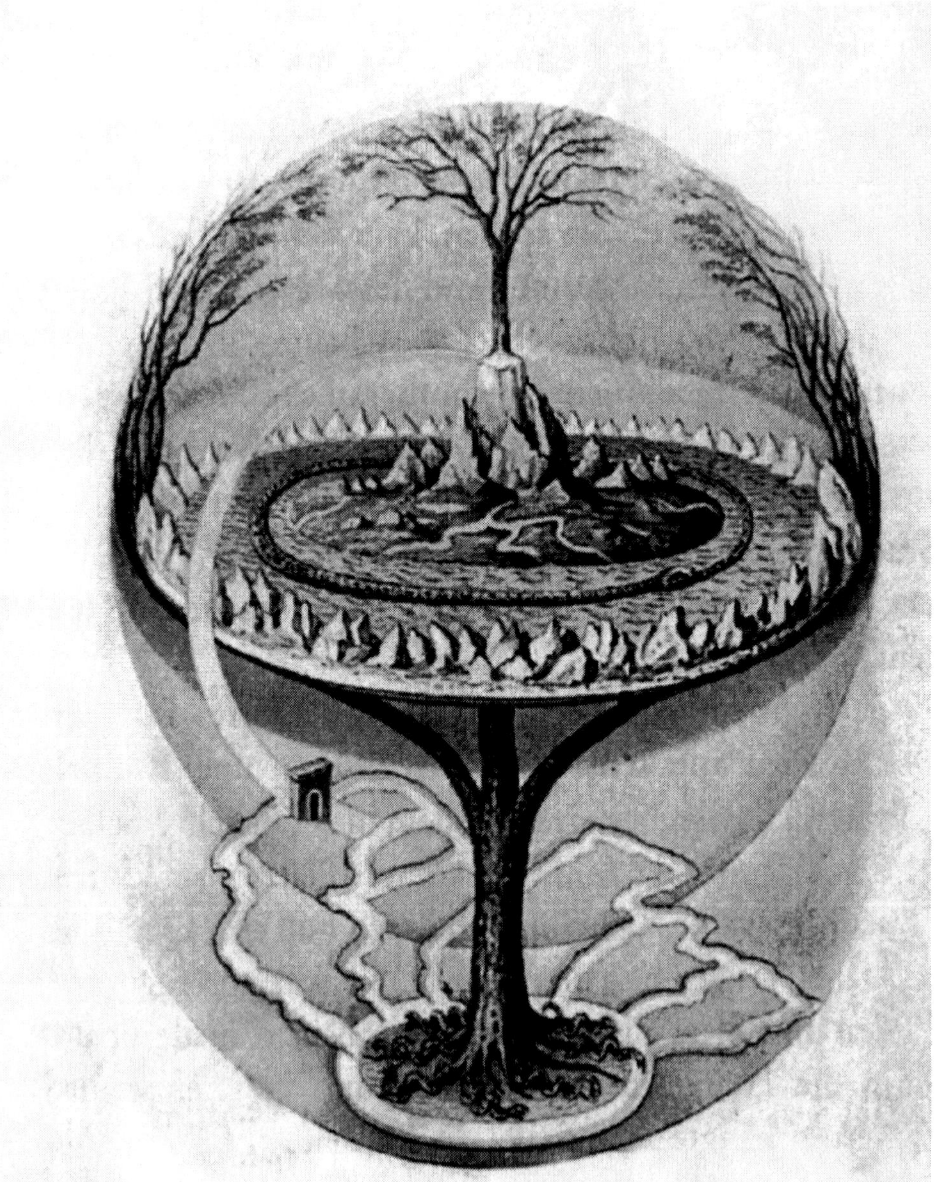

Er kann ihn fern werden lassen in der Überzeugung der grundsätzlichen Erkenntnisferne der sein alltägliches Dasein übersteigenden Ideale. Er kann aber auch seinen Himmel in seinem Gewissen schöpfen und ihm gemäß handeln, so, *als ob* es ihn gäbe.

Er kann seine Erde als ihm fremde Materie ansehen und seinem Narzismus gemäß instrumentalisieren. Er kann die Erde auch leugnen und sich selbst über sie zu erheben und von ihr unabhängig zu machen versuchen (wie dies den Entwicklungen der künstlichen Realität zugrunde liegt). Er kann die Erde auch als das begreifen, das er durch sein Dasein verändert und entwickelt und damit den Stoff schafft, aus dem künftige Generationen hervorgehen werden.

Er kann seine Unterwelt leugnen und sich in der Illusion wiegen, nur rational bewußter Mensch ohne seine untergründigen Imspulse zu sein. Er kann andererseits der Unterwelt die wesentlich impulsierende Rolle zuschreiben, so als ginge alles menschliche Wollen aus ihren Trieben hervor. Er kann aber auch in der Unterwelt seine Aufgabe entdecken, sie zu verwandeln zu sich selbst.

Wir haben als Menschen das Vermögen erworben, für die meisten sicher erst im 20. Jahrhundert, daß wir nicht darauf los handeln und danach an den Folgen unseres Handelns (meist erschreckt oder gekränkt oder überwältigt) erwachen[1], sondern im Vollzug des Handelns selbst schon seine Güte zu erfühlen. Dieses Vermögen wird wenig genutzt. Noch immer ist das meiste Handeln so, daß es erst einmal getan wird, und man dann darauf sieht, wie es ankommt, wie es sich bewährt, ob Komplikationen eintreten.

Die meisten Eltern haben mit dem Verlust des Kindes nicht gerechnet, obwohl ein Drittel aller Schwangerschaften zu einem solchen Ende kommt. Niemand hat sie darauf vorbereitet. Eine Entscheidung (in diesem Falle für ein Kind) zu treffen, ohne über die möglichen *unerwünschten Folgen* unterrichtet zu sein, sollte der Vergangenheit angehören dürfen.

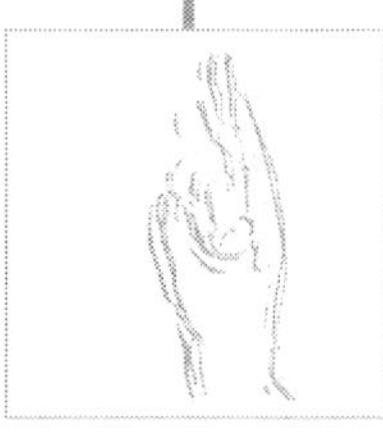

Wie soll es weiter gehen, ohne dass es nur einfach weitergeht?

Vor jeder Entscheidung, die den Eltern jetzt bevorstehen wird, wird dies ein Leitgedanke sein können.

Werde ich das, was ich will, auch dann noch gewollt haben, wenn es ungünstig ausgegangen ist.

An einem Beispiel läßt sich die Frage gut aufzeigen:

Mit Hilfe der Fruchtwasseruntersuchung können bestimmte genetische Auffälligkeiten bei Kindern mit einiger Zuverlässigkeit im ersten Drittel der Schwangerschaft festgestellt werden. Die Untersuchung selbst beinhaltet bestimmte Risiken. Eine unreife Entscheidung gemessen an unseren Möglichkeiten wäre es gewiß zu sagen: bei uns wird schon nichts passieren. Eine reife Entscheidung wird so lauten können: Auch wenn das Kind drei Tage nach der Fruchtwasseruntersuchung an einer Infektion stirbt und die Untersuchung ergibt, daß es vollkommen gesund war, auch dann wird meine Entscheidung für die Fruchtwasserentnahme *nachträglich* richtig gewesen sein. Oder ich werde sie von vornherein abgelehnt haben. Auf das gewöhnliche *»wenn ich geahnt hätte, daß es so ausgehen wird, hätte ich es nicht machen lassen«* dürfen wir Menschen ohne Bedauern verzichten.

Da das Schicksal diese Eltern schwer getroffen hat, neigen sie entweder dazu, überängstlich Risiken zu vermeiden (und auch später das Kind in seiner Entwicklung durch Übervorsicht eher zu blokkieren), und damit neue Gefahren heraufzubeschwören oder sich aller Vorsicht zu entziehen und damit sozusagen kopflos auf einen anderen, unter Umständen schmerzlichen Weg zu gehen.

Wie bringe ich mich selbst hervor, imdem ich etwas hervorbringe?

Wichtig ist, der eigenen inneren Stimme, die sagt, ob etwas *stimmig* ist, wieder Gehör zu schenken und ihr Folge zu leisten; auch gegen die Meinung anderer und gegen deren Argumente. Das Für und Wider all dessen, was ich anstrebe, zu *kennen*, ist elementar notwendig. Das Urteil aber, die Entscheidung selbst, liegt in der Freiheit und Verantwortung des Einzelnen, wenn er über all das informiert ist, wovon hier die Rede war.

AUSBLICK

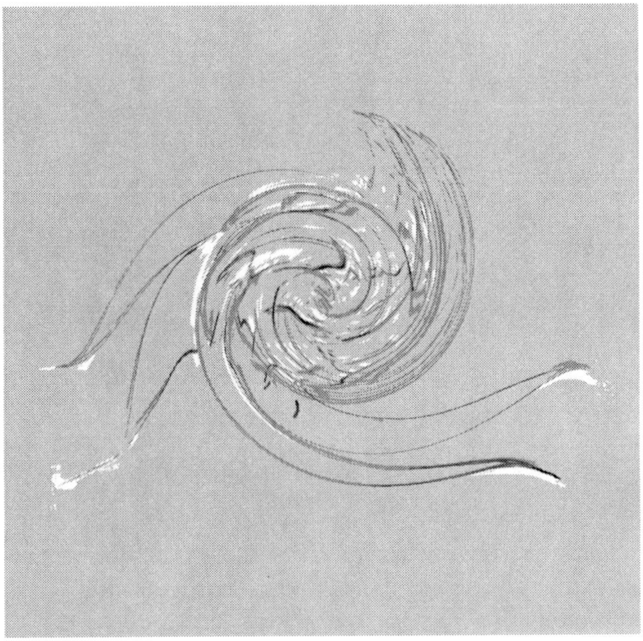

Ausblick

Zwei wesentliche Punkte, die die ganze Darstellung durchziehen, sollen hier noch einmal herausgestellt werden:

Alle Dinge, die schon durch ihren vorhandenen Bezug festgelegt sind, sind - auch wenn sie noch so komplex erscheinen -, trivialer Natur. Hier kann der Mensch objektiv vergegenständlichend wissen und *einer Ratio folgend* das passende Muster finden für die gestellte Frage. Alle Fragen aber, die dem Menschen im ureigensten Sinne wesentlich sind, sind von anderer Art: er kann sich *seinem Gewissen folgend* auf kein wissbares *System* abstützen: *er ist durch Freiheit fähig und durch Verantwortung genötigt, selbst zu entscheiden.* Er kann sich nicht verstecken hinter Konvention, Erwartung, Gewohnheit. Er kann den Mut finden, gerade durch das schwere Schicksal des Verlustes, sich zu sich selbst, zum eigenen Weg und zur eigenen Verantwortung für seinen künftigen Umgang damit zu bekennen.

Er kann das Lauschen auf den Anderen so pflegen, dass er ihm eben diesen Spielraum auch einräumt. Er kann sein Handeln so einrichten, dass die innewohnenden Möglichkeiten nicht eingeschränkt und auf das Bequeme begrenzt werden, sondern er sich einen offenen und wagemutigen eigenständigen Weg - unabhängig vom einfordernden Urteil der Umgebung - zu beschreiten traut.

Beides ist nicht einfach, *niemand hat das mit uns geübt.* Im Gegenteil: wir sind erzogen dazu, uns fremd bestimmen zu lassen, uns vor Verantwortung zu drücken, den Anderen zu benutzen und mit unseren Vorstellungen über ihn ihn einzuengen.

Je weniger ein Leben selbst bestimmt und offen für den Anderen ist, um so rascher rast es seinem Ende zu. Die erlebte Zeit des

Menschen unterscheidet sich wesentlich von der physikalischen Zeit. Je intensiver der Sinn in einer Handlung gefühlt wird, um so erfüllter wird die dafür aufgewandte Zeit erlebt. Das spüren die meisten Erwachsenen. Das spüren diejenigen Eltern leidvoll meist noch mehr, die ihren Kindern eher vorstellungsfixiert und vergangenheitsorientiert - erzieherisch am Bestehenden orientiert und wegen des letztendlich unsicheren Bezugs wankelmütig in der Konsequenz begegnen zu müssen glauben. Ganz anders erfüllt sich die Zeit, wenn es gelingt, ihnen spielerisch und frei - erzieherisch am Werden des Kindes orientiert und streng in der Vereinbarung - zu begegnen und ihnen damit den Weg zu sich selbst zu bereiten.

Um zur Freiheit der Selbstbestimmung (und Selbstbegrenzung) und Liebe des Raumschaffens für ein anderes Wesen *aufzusteigen*, brauchen wir Hilfe.

Diese Hilfe haben Eltern erlebt, die in ihrem Inneren ein offenes und fragendes Verhältnis zu ihren verstorbenen Kindern pflegen konnten.

GOETHE scheint eine solche Bedeutung der Kinder, die ihren Erdenweg noch vor dem Betreten der Erde beendet haben, für den Menschheitszusammenhang geahnt zu haben. Im *Faust* wird in der alles entscheidenden Schlußszene, in der Faust's schon verloren geglaubte Seele doch noch gerettet werden kann, folgendes geschildert:

Faust, erfolgreich durch die Bindung seiner Seele an Mephisto, verliert Sicherheit und Orientierung, erkrankt und stirbt, als unvermerkt die *Sorge unter der Schwelle hindurch* in sein Haus kriechen kann. Vor dem Zugriff durch Mephisto wird seine Seele von *Engeln (für uns heute: Mittler zum Eigensein)*[1] gerettet. Aber seine *Höherentwicklung im Geistigen* wird aufgehalten, er bedarf der Hilfe.

An dieser Stelle wird die folgende Szene eingefügt: ein Mittler zwischen den Welten, PATER SERAPHICUS, erlauscht etwas in der Welt der Verstorbenen.

PATER SERAPHICUS *(mittlere Region.)*

Welch ein Morgenwölkchen schwebet
Durch der Tannen schwankend Haar!
Ahn' ich, was im Innern lebet?
Es ist junge Geisterschar.

Diese »Geister« sind sich ihrer selbst nicht bewußt, sie sind Bewußtsein ohne Selbstbewußtheit. Sie fragen nach ihrem Sein, wer sie denn seien.

CHOR SELIGER KNABEN.

Sag uns, Vater, wo wir wallen,
Sag uns, Guter, wer wir sind?
Glücklich sind wir: allen, allen
Ist das Dasein so gelind.

Sie sind glücklich, erkennen den Pater Seraphicus als ihnen zugewandten *guten Geist* und empfinden ihr Dasein als ihnen *gnädig.*

Die Antwort enthält das für den Zusammenhang der Fragestellung entscheidende Wort: *Mitternachts-Geborene.*

PATER SERAPHICUS.

Knaben! Mitternachts-Geborne,
Halb erschlossen Geist und Sinn,
Für die Eltern gleich Verlorne,
Für die Engel zum Gewinn.

Die in der Schwangerschaft verstorbenen Kinder. Für ihre Eltern verlorene, für die Mittler, die Medien, die Engel im oben genannten Sinne, Helfer bei der Weiterentwicklung des Wesens eines Menschen.

Und er offenbart ihnen ihre Erkenntnisart: Liebe. Und er sagt ihnen, was ihnen fehlt: Erfahrung der Erde.

Daß ein Liebender zugegen,
Fühlt ihr wohl, so naht euch nur;
Doch von schroffen Erdewegen,
Glückliche! habt ihr keine Spur.
Steigt herab in meiner Augen
Welt- und erdgemäß Organ,
Könnt sie als die euern brauchen,
Schaut euch diese Gegend an! *(Er nimmt sie in sich.)*

Denken wir noch einmal an die Frage zurück: *würden Sie, wenn Sie die Macht dazu besäßen, ihr Kind wieder zurückholen auf die Erde?* Diese Frage stellt er den Kindern; schaut euch doch die Erde *durch mich, durch meine für die Erde geschaffenen Organe* an. Sagt mir, was ihr an der Erde erlebt, wenn ihr sie durch die von mir euch geliehenen Orgene sehen, hören, fühlen könnt.

Das sind Bäume, das sind Felsen,
Wasserstrom, der abestürzt
Und mit ungeheurem Wälzen
Sich den steilen Weg verkürzt.

Durch seine Augen können sie die Welt sehen und sind mächtig ergriffen davon und doch - sie spüren so deutlich: es ist nicht *ihr Ort.*

SELIGE KNABEN, *(von innen.)*

Das ist mächtig anzuschauen,
Doch zu düster ist der Ort,
Schüttelt uns mit Schreck und Grauen.
Edler, Guter, laß uns fort!

Die Richtung ihres Strebens ist ihnen gewiss geworden: weg von der Erde. Jetzt kann der Mittler zu ihnen sprechen, nachdem sie selbst eine Entscheidung gefällt haben.

Das jugendlich wirkende Offenhalten und zögernde Entscheiden ist nahezu ein durchgehender Zug unserer Zeit geworden. Man wartet auf eine *Gelegenheit,* ein *Zeichen,* auf eine *von aussen kommende Sinnstiftung.* Die Erfahrung zeigt, dass Menschen auf ihrem Entwicklungsgang erst voranschreiten, wenn sie sich - im Wissen um die grundsätzliche Irrtümlichkeit menschlicher Entscheidungen - doch zu einer klaren Entscheidung durchringen, sich (in doppelten Wortsinne) *trauen* und in *Treue* zu ihrem eigenen Entschluss stehen lernen. Hilfe in Form von Lebenssicherheit, Wagemut und Selbstvertrauen kommt dem Menschen erst zu, wenn er unabdingbar selbst einen Entschluß gefasst und (für sich selbst je und je neu) besiegelt hat.

Nun - selbst den Weg entschieden habend - können sie ihre eigentliche Bedeutung erfahren: Aufgabe bei der Höherentwicklung des Menschen zu sein, Nahrung zu sein bei der Weiterentwicklung des menschlichen Geistes.

PATER SERAPHICUS.

Steigt hinan zu höherm Kreise,
Wachset immer unvermerkt,
Wie, nach ewig reiner Weise,
Gottes Gegenwart verstärkt.
Denn das ist der Geister Nahrung,
Die im freisten Äther waltet:
Ewigen Liebens Offenbarung,
Die zur Seligkeit entfaltet.

In seligem Tanz erfahren die Geister der früh verstorbenen Kinder ihr wahres Sein:

CHOR SELIGER KNABEN *(um die höchsten Gipfel kreisend.)*

Hände verschlinget
Freudig zum Ringverein,
Regt euch und singet
Heil'ge Gefühle drein!

Göttlich belehret,
Dürft ihr vertrauen;
Den ihr verehret,
Werdet ihr schauen.

Den *ewigen Wesenskern, der durch die Existenzen hindurch trägt,* zu befruchten werden sie zu Helfern der Engel.

(Engel schwebend in der höheren Atmosphäre,
Faustens Unsterbliches tragend.)

Was hier als *Märchen* geschildert wurde, kann Wirklichkeit werden für Menschen, die in ihrem Handeln so wirken, *als ob* es Wirklichkeit sei. Dann kann viel Trost und Fruchtbares von einem erst einmal so bedrückenden Ereignis ausgehen.

Die Mitternacht-Geborenen werden so die eigentlich Nährenden derer, die die Menschheit voranbringen können.

»Die Lösung des Problems des Lebens
merkt man am Verschwinden dieses Problems.
(Ist nicht dies der Grund, warum Menschen, denen der Sinn des Lebens
nach langen Zweifeln klar wurde, warum diese dann nicht sagen konnten,
worin dieser Sinn bestand?)«

LUDWIG WITTGENSTEIN

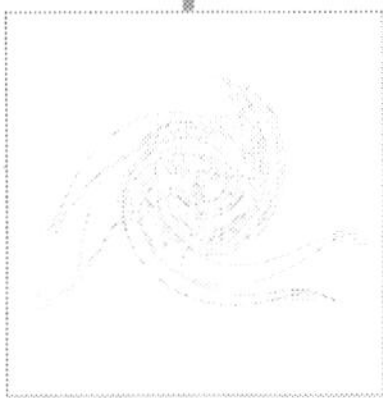

Anhang

Anmerkungen

Einführung

[1] *gr.* γιγνοσκαι; er liegt auch der übertragenen Bedeutung der geschlechtlichen *Begegnung* zugrunde wie Luther ihn in seiner Übersetzung benutzte: Noch ehe Joseph Maria *erkannte*, empfing sie ihren Sohn; in unserem Fremdwort Dia*gnose* ist dieser Begriff ebenfalls enthalten

[2] *gr.* επιστομαι; neben Erkennen durch Handeln vor allem im ursprünglichen Sinne auch: darüber stehen. Im Englischen ist daraus seltsamerweise ein darunterstehen (*understanding*) und im Deutschen ein noch kurioseres *ver-rücktes* stehen (*verstehen*) geworden; das Fremdwort Epistemiologie geht darauf zurück

[3] Durch unsere zwei Augen können wir perspektivisch sehen und somit das scheinbar Große und scheinbar Nahe wieder richtig in die Dimensionen der Welt einordnen, da wir es in Bezug zu Standpunkt und Horizont bringen können. Eine auf die Sinne beschränkte Erkenntnisart steht in der Gefahr, Standort und Horizont zu vergessen und damit die Dimensionen nicht mehr richtig einschätzen zu können: der durch meinen Standpunkt und meinen Horizont bedingte Aspekt wird mit der Wirklichkeit verwechselt. Das zwanzigste Jahrhundert hat uns diese Fehlentwicklung in unzähligen Beispielen plastisch vor Augen geführt, ohne dass bisher ein wirklicher Wandel eingetreten wäre.

[4] *Substantive* können immer hierarchisch gruppiert werden; diese Gruppen weisen auf einen *übergeordneten* Begriff. Der höchste Begriff ist *Ding*, das sich aufteilt in unbelebtes und belebtes Ding usw. Sie sprechen eher unser *Wissen* an.

Verben weisen immer auf ein *Netzwerk* anderer Tätigkeitswörter. Sie sind »flüssiger«, verweisen auf einander, sich *gegenseitig stützend* und entziehen sich der hierarchischen Definition. Sie sprechen eher unser *Erleben* an.

[5] Reife in diesem Sinne wäre der *erworbene* Verzicht, der Verzicht auf etwas, was man wüßte, könnte oder dürfte – die stoische εποχη. Der Verzicht hin-

gegen auf das, was man nie (erworben) hat, ist eine gleichwohl mit fortschreitendem Alter häufig geübte, aber nie zur Reife führende »Übung«.

[6] Alle Gestaltung kommt durch Apoptose (ordnenden Zelltod) zustande, indem das unstrukturiert lebendige Wachstum gezielt *gehemmt* wird.

[7] In den wunderbaren Bildern der griechischen Mythologie sind es Mutter *Erde (γηα)* und Vater *Himmel (υορανοσ)*, die alles Dasein immer wieder ihrer Vereinigung entsprießen ließen. Nach der gewaltsamen Abtrennung von Uranos sind die irdischen Wesen selbst in der Lage, beide Kräfte in sich hervorzurufen und zu vereinen.

[8] Und damit zutiefst unwissenschaftlich in einem Wissenschaftsverständnis, das nur Fragen gelten lassen kann, die prinzipiell so gestellt sind, dass eine Antwort als wahr gilt, bis ihr Gegenteil bewiesen ist: der Falsifizierungsgrundsatz.

[9] Die nach jedem »Unfall« wieder auferstehenden Comicfiguren »impfen« fatalerweise Kindern regelrecht ein Weltbild ein, in dem es keine unumkehrbaren Folgen des Handelns gibt.

[10] Sprache meint hier alle Gebärden des Menschen, von denen er hofft, dass ihre Benutzung ihn anderen und andere ihm verstehbar machen. Sie ist durch ein beständiges Ringen zwischen (der zur Erstarrung neigenden) Konvention und (der sie in Vereinzelung gefährdenden) Neuschöpfung gekennzeichnet.

Kapitel 1: Vor dem Berühren: Bewusstwerden

[1] Siehe Glossar im Anhang

[2] Ärzte, die Abtreibungen durchführen, scheinen sehr häufig tiefe innere Konflikte damit zu haben. So kommt es oft vor, dass Frauen ihre ambivalente Haltung, ihr Wunsch nach *Beziehung* zu dem Kind, gegen dessen Erdenleben sie sich entschieden haben, als geradezu lächerlich vorgehalten wird. Keiner Frau aber fällt und fiel dieser Entschluß leicht. Um so mehr brauchen auch die Frauen den Respekt und die Achtung vor dem Ungeborenen, das sie nicht wie ein Ding weggeben wollen. Nur weil sie Kraft, Mut, Unterstützung in einer Zeit für ein Kind nicht finden können, und keineswegs aufgeklärt sind über die weiterreichenden Zusammenhänge, haben sie deshalb doch Anspruch auf den seelischen Begegnungsraum, innerhalb dessen sie würdig von ihrem Kind Abschied nehmen können.

[3] Im intimen, vertrauensvollen Gespräch erzählen sehr viele Mütter von milden »Abtreibungsversuchen« in der Frühschwangerschaft: das reicht von großen Mengen »Petersilie« oder »Pernot« über außergewöhnliche und als zu heftig eingeschätzte Belastungen bis hin zu schon vereinbarten Terminen in einer abtreibenden Klinik. Die meisten dieser Frauen »wollten« ihre Kinder im Grunde gerne, und doch erreichte sie der gesellschaftlich fast schon »geforderte Zweifel« bis in den – innerlich dann langfristig mit Schuldgefühlen besetzten – »Versuch« hinein.

[4] Siehe Glossar im Anhang

[5] Niemand würde so schnell und unbedacht den Ratschlag erteilen, eine Arbeitsstelle ***abzubrechen***, nur weil der Arbeitnehmer gelegentlich über bestimmte Dinge klagt oder selbst mit dem Gedanken »spielt«, aufzuhören.

[6] Oft ist bei den professionellen Geburtsbegleitern die Verdrängungsleistung noch effektiver, weil sie auf Grund ihrer Vorbildung die Gefühlsungleich-

gewichte noch besser rationalisieren können.

7 Wir fühlen stets mit unserem ganzen Leib; die in den letzten Jahrzehnten aufkommenden körperbetonten Psychotherapierichtungen finden immer mehr Belege dafür. Erst wenn wir, Gewohnheit, Prägung und Sprache folgend, *eine Vorstellung* aus diesem, nur Poeten wirklich ausdrückbaren aktuellen Gefühl, herausgelöst und vereindeutigt haben, kommt das Gehirn als abbildender Spiegel dafür allein in Frage. Unsere gewöhnliche ungeübte Alltagsseele wird sich erst der Gefühlsvorstellungen bewußt. Die Bewußtwerdung der Gefühle ist dem bewußten Umgang mit den eigenen Träumen durchaus vergleichbar und ebenso wie dieser nur dem Übenden oder im Dialog mit dem Erfahrenen zugänglich.

Kapitel 2: Vor dem Lösen: Berühren

[1] Siehe Glossar im Anhang

[2] Die Grundrhythmen der Physiologie sind bei allen Menschen in einem bestimmten Umfang vergleichbar. Die Rhythmus*verhältnisse* der verschiedenen Grundrhythmen sind indes so individuell wie ein Fingerabdruck.

[3] Je mehr ein Mensch *fremdbestimmt* ist, um so eher sind seine Eigenzeiten auch seelisch dem jeweiligen Erwartungsmaß einer Allgemeinheit ähnlich.

Kapitel 3: Lösen und Aufheben

[1] Siehe Glossar im Anhang

[2] Dazu gehört alles, was am Menschen *vergänglich* ist; sein geistiges *Wesen* aber ist gerade das, was aus der *Verwesung* der an Stoff und Zeit gebundenen Leiblichkeit hervorgeht.

[3] Siehe Literaturverzeichnis im Anhang

[4] Die griechische Sprache unterscheidet ganz im Sinne dieser Schrift zwischen einer wissbaren Wahrheit und Wahrheit im Sinne von Unverborgenheit *A-lethea*, im Sinne des heilsamen Vergessens und wahrer Gewißheit.

[5] Die Kognition meiner selbst erfolgt durch die Kognition des Anderen, in dessen Kognition ich aufgebaut bin.

[6] *Aus Erde geschaffen und wieder zu Erde werden* betrifft den räumlich und zeitlich bedingten Leib. Aber auch dieser kehrt nicht zur *gleichen* Erde zurück. Durch sein Dasein *wandelt* der Mensch, sich selber dabei wandelnd, die Erde und ihre Lebensprozesse.

[7] Der *ganz Andere* als die gelegentlich gewählte Bezeichnung für Gott, der nicht durch Vorstellungen und Bilder »vermenschlicht« wird, trifft auch diesen Zusammenhang: wenn der andere *ganz anders* ist, erkenne ich in ihm sein gottgeschenktes und gottähnliches Wesen.

[8] Herauszuheben sind hier die Arbeiten von David Bohm, Werner Heisenberg, Hans-Peter Dürr und Roger Penrose; In einer neueren Arbeit von ihm steht der bemerkenswerte Satz von Abner Shimony in der Einleitung zu dem nicht minder bemerkenswerten Kapitel »Die Rolle der Geistigkeit in der Natur«: »... das Wesen des Geistes kann mit wissenschaftlichen Methoden behandelt werden.« [Abner Shimony: *Über das Wesen des Geistes, die Quantenmechanik und die Verwirklichung von Möglichkeiten*, in Penrose, Roger (siehe Literatur)]

Kapitel 4: Bleibt etwas? Die Entscheidung

[1] Die imaginäre Zahl *i* ist $\sqrt{-1}$; die Wurzel aus –1 ist nicht berechenbar, in der Welt der realen Zahlen besitzt sie keinen Wert.

[2] Siehe Glossar im Anhang unter „Rechtsfragen"

Kapitel 5: Sich wiederfinden

[1] Siehe die Stichworte *Fehlgeburt, Totgeburt, Schwangerschaftsabbruch* im Glossar

[2] das ist: gegenseitige Abhängigkeit in fixierenden Vorstellungsbildern über einander

Kapitel 6: Substanz schaffen. Wofür?

[1] Das alte Testament kennt die Geschichte des Seth, des Ersetzenden für die Urmutter nach dem Tode Kains. Doch dieses Ersetzen findet nach vielen Jahren der Trauer - zum Lebensende Evas - statt.

Kapitel 7: Ein Vorwurf: Ziele schöpfen

[1] Als ein eindrucksvolles Beispiel für dieses für uns alle nicht unvertraute Vorgehen sei hier der Physiker Oppenheimer angeführt, der in einer sich selbst bedauernden und doch konsequenzlosen Weise erschreckt aufwacht, als er nach Nagasaki und Hiroshima feststellt, was seine wesentliche Tätigkeit beim Bau der Atombombe für Folgewirkungen hatte.

Ausblick

[1] Für den Menschen sind tragfähige Ideale oft die Mittler (Medien = lat. Engel) zu ihrer ureigensten inneren Stimme, die sie dann erlauschen können, wenn der Alltagsmensch vollkommen still wird.

AMBIVALENZKONFLIKT: Im Laufe der Schwangerschaft ringen biologisch und seelisch der Organismus der Mutter und der Organismus des Kindes um den angemessenen Raum zum Selbsterhalt und zur Entwicklung. Dies spiegelt sich in der häufig vor allem in der Frühschwangerschaft uneindeutigen Haltung der Schwangeren der Schwangerschaft gegenüber. Da für die widersprechenden Gefühle meist kein Widerhall in der Partnerschaft und in der ärztlichen Betreuung erfolgt, werden damit Schuldgefühle genährt, wenn es zu einem unerwarteten Ausgang der Schwangerschaft kommt.

EXTRAUTERINE SCHWANGERSCHAFT: Schwangerschaft außerhalb der Gebärmutterhöhle. Meist im Eileiter, aber auch in der Gebärmutterwand, im Eierstock oder in der freien Bauchhöhle möglich. Spermien können zum Ort der Befruchtung gelangen, das befruchtete Ei aber kann nicht in die Gebärmutterhöhle gelangen. Bis auf extreme Ausnahmen keine gesunde Entwicklung des Kindes möglich. Symptome meist in der 6. Schwangerschaftswoche: in erster Linie Schmerz und Blutung im Bauchraum (oft auch leichte Blutung aus der Scheide). Meist operative Behandlung notwendig, die immer zur Entfernung der Schwangerschaft führt.

FEHLGEBURT: Bis zur 24. Schwangerschaftswoche werden frühzeitige Beendigungen der Schwangerschaft als Fehlgeburt (Abort) bezeichnet. Man unterscheidet die frühe (bis zur 12. Schwangerschaftswoche) und späte (nach der 12. Schwangerschaftswoche) Fehlgeburt. Geht sie mit Blutungen einher, wird sie als unvollständige (Abortus incompletus), geht sie mit Ausstoßen der ganzen Frucht einher, wird sie als vollständige Fehlgeburt (Abortus completus) bezeichnet. Stirbt das Kind ab und verbleibt in der Gebärmut-

GLOSSAR

ter, so heißt dies verhaltene Fehlgeburt (missed abortion). Ist nur das Ernährungsgewebe des Kindes (Trophoblast) angelegt, nicht aber die eigentlichen kindlichen Strukturen, so wird dies als Windei (Abortivei) bezeichnet. Selten kann das Ernährungsgewebe sich im Sinne eines Tumors verselbstständigen; im Falle eines gutartigen Prozesses heißt dies dann Blasenmole, im Falle der Bösartigkeit Chorioncarcinom.

Die beiden häufigsten Mechanismen, unter denen eine frühe Fehlgeburt zustande kommt, sind Gelbkörperschwäche (Lutealinsuffizienz) und genetische Auffälligkeiten beim Kind. Die Gelbkörperschwäche kommt zustande, wenn die Gelbkörperhormon (Gestagen) -bildung im Eierstock nicht richtig in die Bildung des Hormons im Mutterkuchen (Plazenta) übergeht. Die genetischen Abweichungen können erblich bedingt sein. Viel häufiger aber kommen sie durch Umwelteinflüsse (Medikamente, Strahlen ...) zustande. Seltener sind beim zustande Kommen einer Fehlgeburt Entzündungen (Infektionen des Gebärmuttermundes und -halskanals sowie der Eihäute) beteiligt. Dies ist bei den Spätaborten häufiger der Fall. Der häufigste Grund für einen Spätabort aber sind Veränderungen an der Gebärmutter. Dies können Myome, Verwachsungen und Fehlbildungen (doppelkammrige Gebärmutterhöhle in ihren verschiedenen Abstufungen) sein.

Immunsuppressiva: Medikamente zur allgemeinen oder selektiven Unterdrückung des körpereigenen Immunsystems. Diese werden eingesetzt, wenn die Abstoßung eines transplantierten Organs verhindert werden soll oder der fehlgeleitete Angriff des Immunsystems auf ein körpereigenes Organ. Nach dem Einsatz von Immunsuppressiva und bei Frauen, die das Fremdeiweiß des Sperma nicht genügend einkapseln, sind schwangerschaftstypische

Erkrankungen (Gestose, Fehlgeburt) häufiger zu finden. Dies zeigt, dass eine einfache Unterdrückung des Immunsystems das Gelingen der Schwangerschaft nicht fördert. Vielmehr schafft der Organismus der Mutter gezielt (räumlich und zeitlich) »Raum« für das jeweils aktuell sich entwickelnde Kind.

Schwangerschaftsabbruch: Einleitung einer Fehlgeburt oder Frühgeburt mit Medikamenten oder durch instrumentelle Eingriffe. Die Verhinderung der Eieinnistung (Nidation) kann durch die »Pille-danach« oder durch die Einlage einer Spirale herbeigeführt werden. Im strengen Sinne ist dies kein Schwangerschaftsabbruch, weil von individuellem (unteilbar auf diesen Menschen bezogenem) Leben erst dann gesprochen werden kann, wenn sich mit dem 15. Tag nach der Empfängnis das dritte Keimblatt (Mesoderm) gebildet hat. Bis zur 12. Schwangerschaftswoche kann mit Medikamenten (RU 486, eventuell nachfolgende Ausschabung)) oder durch Instrumente die Schwangerschaft unmittelbar beendet werden. Danach ist eine medikamentöse Einleitung einer Geburt (durch Prostaglandine) für die Frau der sicherere Weg.

Gründe für einen Schwangerschaftsabbruch können in der persönlichen Lebenssituation der Frau oder des Paares gesucht werden, sie können in einer Entscheidung gegen das Austragen eines (möglicherweise) behinderten Kindes und in der Gefährdung der Mutter durch das Fortführen der Schwangerschaft liegen.

Die gesetzlichen Grundlagen sind im §218 des StGB zusammengefasst.

Die langfristigen Auswirkungen auf die seelische Entwicklung werden im allgemeinen deutlich unterschätzt. Insbesondere die gesellschaftlich erwarteten »Eindeutigkeiten« hindern die sachgerechte Auseinandersetzung damit.

Totgeburt: Als Totgeburten werden alle Kinder bezeichnet, die nach der 24. Schwangerschaftswoche ohne Lebenszeichen geboren werden oder über 500 Gramm schwer sind. Die häufigsten Mechanismen beim zustande Kommen einer Totgeburt sind Entzündungen (Infektionen des Muttermundes und der Einhäute), ungenügende Durchblutung des Mutterkuchens (Plazentainsuffizienz), Ablösung des Mutterkuchens (vorzeitige Plazentalösung), Diabetes, echte Nabelschnurknoten und weitere seltene Zustände.

Wesenstausch: Erfahrung eines geistigen Inhalts in einer so den ganzen Menschen umfangender Weise, dass das Erlebnis dem *Innewerden* der Wirkung eines Wesens entspricht. Dabei hebt sich für einen Augenblick die Trennung zwischen Subjekt und Welt auf. Jedes Eintreffen einer großen Idee, jeder mit Ernst so zu nennende künstlerische Einfall, jede strategische Gesamtschau zur Lösung eines Problems können diesen Charakter tragen. Der Alltagsmensch »verschwindet« (»wird Welt«) und innerseelisch ist für einen Augenblick alleine die tragende Intuition anwesend. In älteren Zeiten wurde dies als »Stimme Gottes« oder als »Engel« erlebt. Der heutige Mensch verwechselt in seiner gängigen Egomanie gelegentlich diese Intuition mit sich selbst. Dies hat zu solchen Absurditäten wie dem Begriff des »geistigen Eigentums« geführt. Sachgerecht ist es weder ein äusserer »Engel« noch die eigene »Intelligenz« oder »künstlerische Schaffenskraft«, die die Intuition hervorbringen. Der einzelne Mensch kann nur die Widerstände dagegen »wegschaufeln«. Intuition aber fällt nicht ein (»Einfall«, »Erleuchtung«) noch wird sie produziert (»geniale Tat«). Sie wird vielmehr geschöpft: hinabsteigen in die Tiefe (bei Goethe: »zu den Müttern«) und hervorbringen im Prozess der Individuation: mit dem Schöpfen der Idee entwickelt sich zugleich der ganze Mensch.

Literatur

Assagioli, Roberto: *Die Schulung des Willens – Methoden der Psychotherapie und der Selbsttherapie*, Paderborn 1991

Buber, Martin: *Das dialogische Prinzip*, Heidelberg 1962

Brunner-Traut, Emma: *Frühformen des Erkennens – Aspektive im Alten Ägypten,* Darmstadt 1996

Ditz, Susanne: *Totgeburt* in: Neises, Mechthild und Susanne Ditz: *Psychosomatische Grundversorgung in der Frauenheilkunde*, Stuttgart 2000

Downing, George: *Körper und Wort in der Psychotherapie -Leitlinien für die Praxis,* München 1996

Enkin/Keirse/Renfrew/Neilson: *Effektive Betreuung während Schwangerschaft und Geburt,* Wiesbaden 1998

Feyerabend, Paul: *Wider den Methodenzwang*, Frankfurt 1976

Fichte, Johann Gottlieb: *Über die Bestimmung des Gelehrten*, Stuttgart 1959

Foerster, Heinz von: *Der Anfang von Himmel und Erde hat keinen Namen – Eine Selbsterschaffung in sieben Tagen*, Frankfurt 1998

Foerster, Heinz von: *Wissen und Gewissen – Versuch einer Brücke*, Frankfurt 1997

Foucault, Michel: *Die Geburt der Klinik – Eine Archäologie des ärztlichen Blicks,* München 1981

Frankl, Viktor E.: *Der Mensch vor der Frage nach dem Sinn*, München 1979

Frankl, Viktor E.: *Trotzdem Ja zum Leben sagen – Ein Psychologe berichtet aus dem Konzentrationslager*, München 1979

Hemmerich, Fritz Helmut: *Geführtes Tönen zur Geburtserleichterung*, Westheim 1998

Hemmerich, Fritz Helmut: *Kompendium für die geburtshilfliche Praxis*, Filderstadt 1999

JANUS, LUDWIG: *Wie die Seele entsteht – Unser psychisches Leben vor und nach der Geburt*, Hamburg 1991

JANUS, LUDWIG (Hrsg.): *Die kulturelle Verarbeitung pränatalen und perinatalen Erlebens*, Heidelberg 1991

JANUS, LUDWIG und SIGRUN HAIBACH (Hrsg.): *Seelisches Erleben vor und während der Geburt*, Neu-Isenburg 1997

JOERDEN, JAN C. (Hrsg.): *Der Mensch und seine Behandlung in der Medizin – Bloß ein Mittel zum Zweck?*, Berlin 1999

KRUG, ANTJE: *Heilkunst und Heilkult – Medizin in der Antike*, München 1993

KIERKEGAARD, SÖREN: *Der Begriff Angst*, Hamburg 1984

LEVEND, HELGA und LUDWIG JANUS (Hrsg.): *Drum hab ich kein Gesicht – Kinder aus unerwünschten Schwangerschaften*, Würzburg 2000

NEISES, MECHTHILD: *Schwangerschaftskonflikt, Schwangerschaftsabbruch* in: NEISES, MECHTHILD und SUSANNE DITZ: *Psychosomatische Grundversorgung in der Frauenheilkunde*, Stuttgart 2000

PENROSE, ROGER: *Das Große, das Kleine und der menschliche Geist*, Heidelberg 1997

RAUCHFUSS, MARTINA: *Abort* in: NEISES, MECHTHILD und SUSANNE DITZ: *Psychosomatische Grundversorgung in der Frauenheilkunde*, Stuttgart 2000

SCHNALKE, THOMAS und CLAUDIA WIESEMANN (Hrsg.) *Die Grenzen des Anderen – Medizingeschichte aus postmoderner Perspektive*, Köln 1998

STEINER, RUDOLF: *Ein Weg zur Selbsterkenntnis des Menschen*, Dornach 1956

STEINER, RUDOLF: *Grundlinien einer Erkenntnistheorie der Goetheschen Weltanschauung*, Dornach 1979

STEINER, RUDOLF: *Von Seelenrätseln*, Berlin 1921

WATZLAWICK, PAUL: *Die Möglichkeit des Andersseins – Zur Technik der therapeutischen Kommunikation*, Bern 1991

WISSER, RICHARD: *Kein Mensch ist einerlei – Spektrum und Aspekte »kritisch-krisischer Anthropologie«*, Würzburg 1997

WITTGENSTEIN, LUDWIG: *Letzte Schriften über die Philosophie der Psychologie (1949-1951) – Das Innere und das Äußere*, Frankfurt 1993

WITTGENSTEIN, LUDWIG: *Tractatus logico-philosophicus – Philosophische Untersuchungen (1922, 1958)*, Leipzig 1990

WITZENMANN, HERBERT: *Sinn und Sein – Der gemeinsame Ursprung von Bewegung und Gestalt*, Pforzheim 1989

Bundesweite Organisation von regionalen Selbsthilfegruppen mit weiter Verbreitung in Deutschland, Schweiz und Österreich:

Intitiative Regenbogen „Glücklose Schwangerschaft“ e.V.
In der Schweiz 9
72636 Frickenhausen
Telefon: +49 (0)5565 - 1364
Telfax: +49 (0)561 - 5858627
Internet: www.initiative-regenbogen.de

Interessante und liebevoll gestaltete Homepage mit vielen Links zu wichtigen Adressen:

www.schmetterlingskinder.de
Monika Liebner
Am Weinberg 3
99955 Kleinvargula
Telefon: +49 (0)36041 - 3740
email: webmaster@schmetterlingskinder.de

Arbeitsgemeinschaft mit weit über die Gestose hinausgehenden interessanten thematischen Schwerpunkten und wichtigen Hinweisen auch zu dem Thema des Buches:

Arbeitsgemeinschaft Gestose-Frauen e.V.
Kapellener Straße 67a
47661 Issum
Telefon: +49 (0)2835 - 2628
Telefax: +49 (0)2835 - 2945
Internet: www.gestose-frauen.de

Viele - auch internationale - Adressen und wichtige Buchhinweise finden sich in dem Buch von:

Hannah Lothrop »Gute Hoffnung - jähes Ende« (siehe Literaturverzeichnis)